Detlef Mix

Manuka-Honig
Ein Naturprodukt mit außergewöhnlicher Heilkraft

360° medien gbr mettmann

Im Gedenken an **Barbara Kuhfuß**, *der Seele des Neuseelandhauses, die völlig unerwartet an ihrem 61. Geburtstag am 12. Februar 2014 verstarb. Leider hat sie das Erscheinen dieses Buches nicht mehr erlebt. Sie hatte sich so darauf gefreut.*

Inhalt

Einleitung … 8

Manuka – eine außergewöhnliche Pflanze … 12
Geschichte … 12
Vorkommen … 17
Biologisch-ökologische Besonderheiten … 18

Manuka-Honig – ein Breitbandprobiotikum par excellence … 22
Inhibi(e)ne – Honig hemmt Mikroben … 23
Osmolarität – der Wasserfaktor … 25
Säurebildung – sauer macht nicht unbedingt lustig … 26
Methylglyoxal – Stress and Drugs and Caramel … 29

Manuka-Honig im klinischen Einsatz – Update eines antiken Therapeutikums … 40
Manuka-Honig bei den Briten … 41
Vom Betroffenen zum Beteiligten … 44
Manuka-Honig – vielseitig und anpassungsfähig … 48
Auf zwei gesunden Beinen zur Bucht der Fülle … 50
Auch Vierbeiner profitieren von der Heilkraft des Manuka-Honigs … 52

Anwendungen im Alltag … 56
Äußerlich – Manuka-Honig in aller Wunde … 57
Wunden … 57
Verbrennungen … 62
Ekzeme / Neurodermitis … 65
Mykosen … 67
Augenerkrankungen … 68
Gerstenkorn … 69
Innerlich – Manuka-Honig in aller Munde … 70
Mundhygiene … 70

Entzündungen in Rachen, Nasennebenhöhlen und Speiseröhre	71
Special Manuka-Honig als Terminator im Biofilm	73
Praktische Anwendung bei Nasennebenhöhlenentzündung	76
Praktische Anwendung bei Magen-Darmbeschwerden	79
Divertikulitis, Morbus Crohn, Colitis ulcerosa ...	80
Nieren und Blase	80
Hefepilze	81

Erfahrungsberichte 84

Produkte, die die positive Wirkung von Manuka unterstützen 110

Propolis	110
Pollen	114
Gelée Royale	117
Grüner Tee	119
Aloe Vera	123
Zimt	126

Zum schnellen Nachschlagen – Anwendungen von A bis Z 130

Anhang 142

Schlussbemerkung 152

Register	154
Adressen	159
Impressum	160

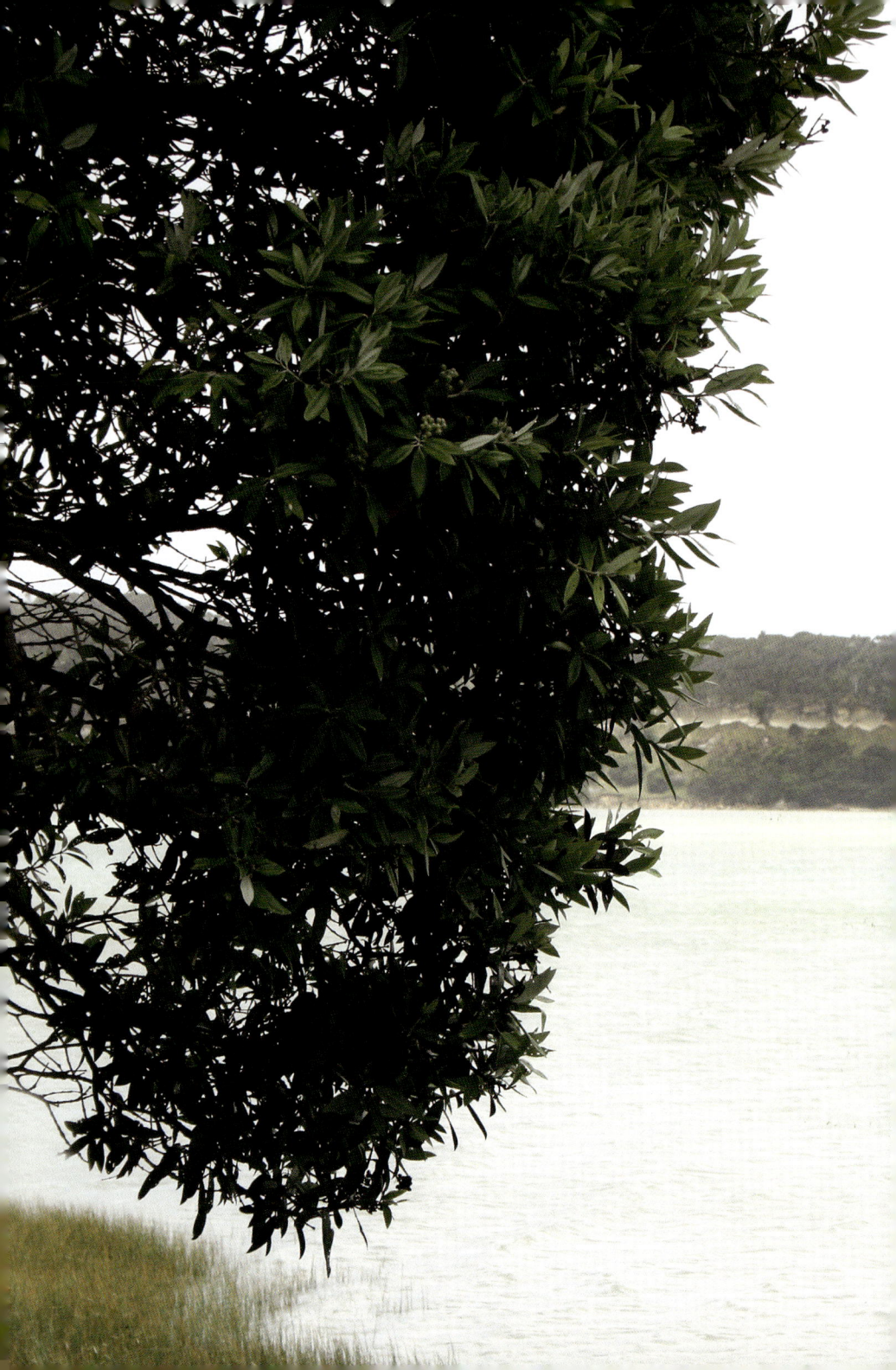

Einleitung

Einleitung

Seit der Recherche für mein Buch »Die Heilkraft des Honigs« weiß ich von der Existenz eines ganz besonderen Vertreters dieses heilkräftigen Lebensmittels. Ich konnte nicht umhin, dem Manuka-Honig ein eigenes Kapitel zu widmen. Eigentlich sind es zwei Kapitel, denn auch beim Honig in der Klinik handelt es sich in aller Regel ebenfalls um dieses Honigjuwel aus Neuseeland. Bereits im Anhang zu besagtem Buch fand sich eine Pressenotiz, die von der Entschlüsselung des »UMF« (Unique Manuka Factor/einzigartiger Manuka-Faktor) durch ein Forschungsteam an der TU Dresden berichtete. Rund zwanzig Jahre lang hatte man bereits in Neuseeland an der Waikato Universität nach diesem »Unknown Mystery Factor« (unbekannter geheimnisvoller Faktor) gesucht, der den großen Unterschied zwischen einem aktiven Manuka-Honig und anderen Honigen ausmacht. Die deutschen Lebensmittelchemiker konnten unzweifelhaft Methylglyoxal (MGO) als den entscheidenden Wirkstoff ermitteln. Dazu später mehr.

Der einzigartige Manukafaktor konnte nach zwanzig Jahren endlich entschlüsselt werden.

Honey im Honeymoon

»Try this, honey!«, titelt ein Artikel in der Times über die erstaunlichen Heilwirkungen des Manuka-Honigs. Eigentlich müsste die Übersetzung lauten: »Probier mal, Liebling!« Gemeint war es aber doppelsinnig buchstäblich, nämlich: »Versuchen Sie es mal mit diesem Honig!« Besonders die Amerikaner führen das Wort Honig ständig im Munde, auch wenn sie dabei nur gelegentlich an das süße und klebrige Bienenprodukt denken. Ja, sie haben dabei schon etwas Süßes, Goldiges im Sinn, aber würden Sie Ihrem Schatz, Ihrer Liebsten den Kosenamen Honig geben? Gut, das klingt in unserer eher spröden Sprache schon etwas holprig. Aber es zeugt andererseits von einer beachtlichen Wertschätzung, die dem Honig im angelsächsischen Sprachraum gezollt wird, wenn man den Namen dieses erlesenen Geschenks der Natur für die zärtliche Anrede eines geliebten Menschen wählt. Auch wenn bei uns von Flitterwochen die Rede ist, was immer man sich darunter vorzustellen vermag, so lässt das englische Sprachgebilde hierfür das süße Unbekümmertsein erahnen, das den Beginn einer Ehe kennzeichnen kann: »honeymoon«. Der Honigmond, wobei der Mond wohl auf das Zeitmaß deutet – vier Wochen, entsprechend einem ganzen Mondzyklus, oder aber nur 14 Tage wie von Neu- bis Vollmond. Eine manchmal viel zu kurze Naschphase, bevor der oft ernüchternde Alltag erbarmungslos einsetzt. Übrigens gibt es diese gedankliche Verbindung zwischen Hochzeitswonnen und dem Wabengold auch in den romanischen Sprachen. Die Franzosen nennen es »lune de miel« und die Italiener »luna di miele«. Wenn diese ausgewiesenen Gourmets die höchsten Sinnesfreuden mit dem Genuss köstlichen Honigs gleichsetzen, kann das nur für den hohen Wert des Immensaftes sprechen.

Dass Honig eine neuerliche Hochzeit erlebt, liegt wohl daran, dass sein medizinischer Einsatz Hoffnung im Kampf gegen Hospitalkeime liefert. Wie überaus berechtigt dabei die in ihn gesetzten Erwartungen sind, werde ich in diesem Buch ausführlich erörtern.

Honig nährt Hoffnungen im Kampf gegen resistente Krankheitserreger.

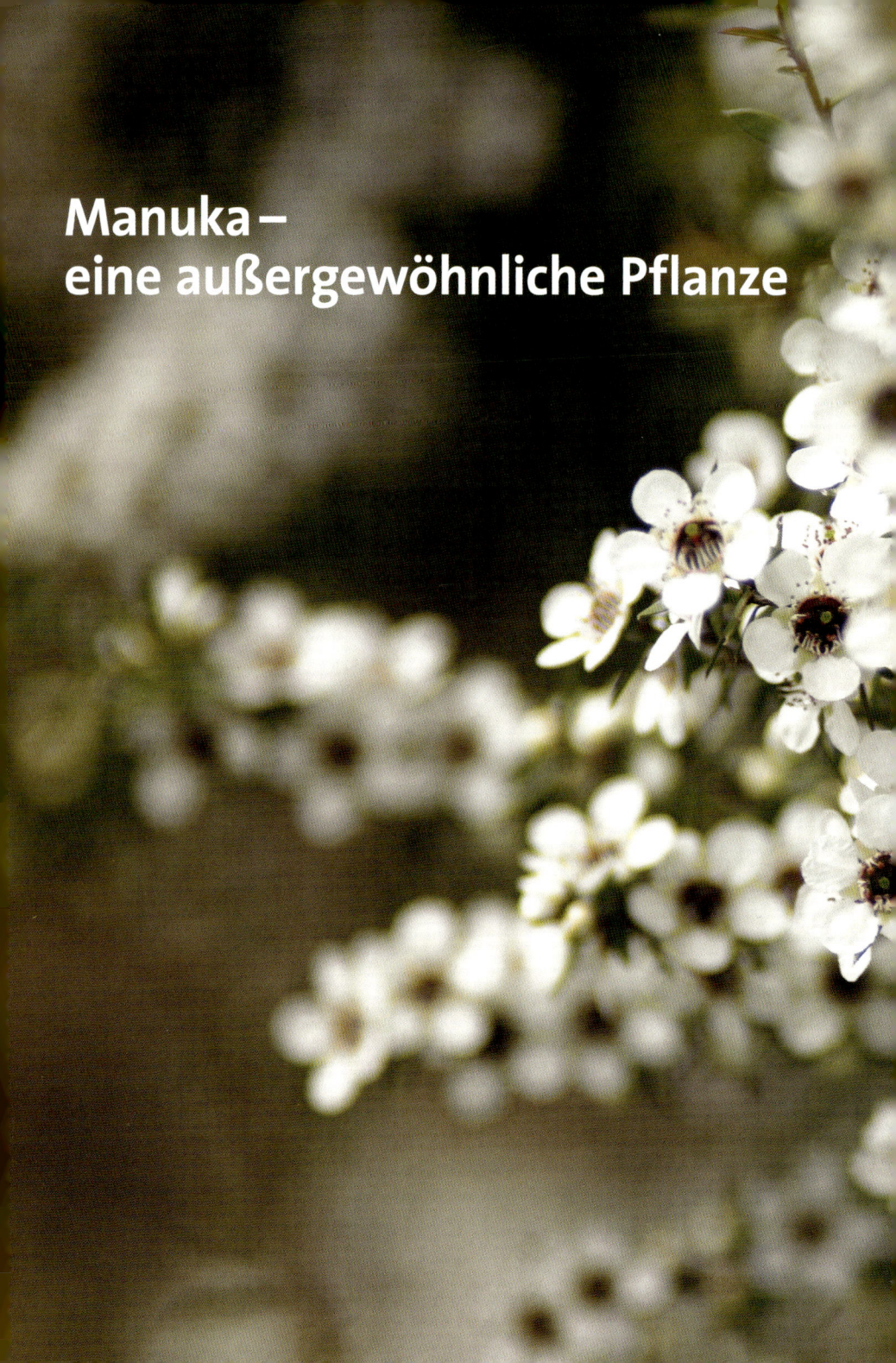

Manuka –
eine außergewöhnliche Pflanze

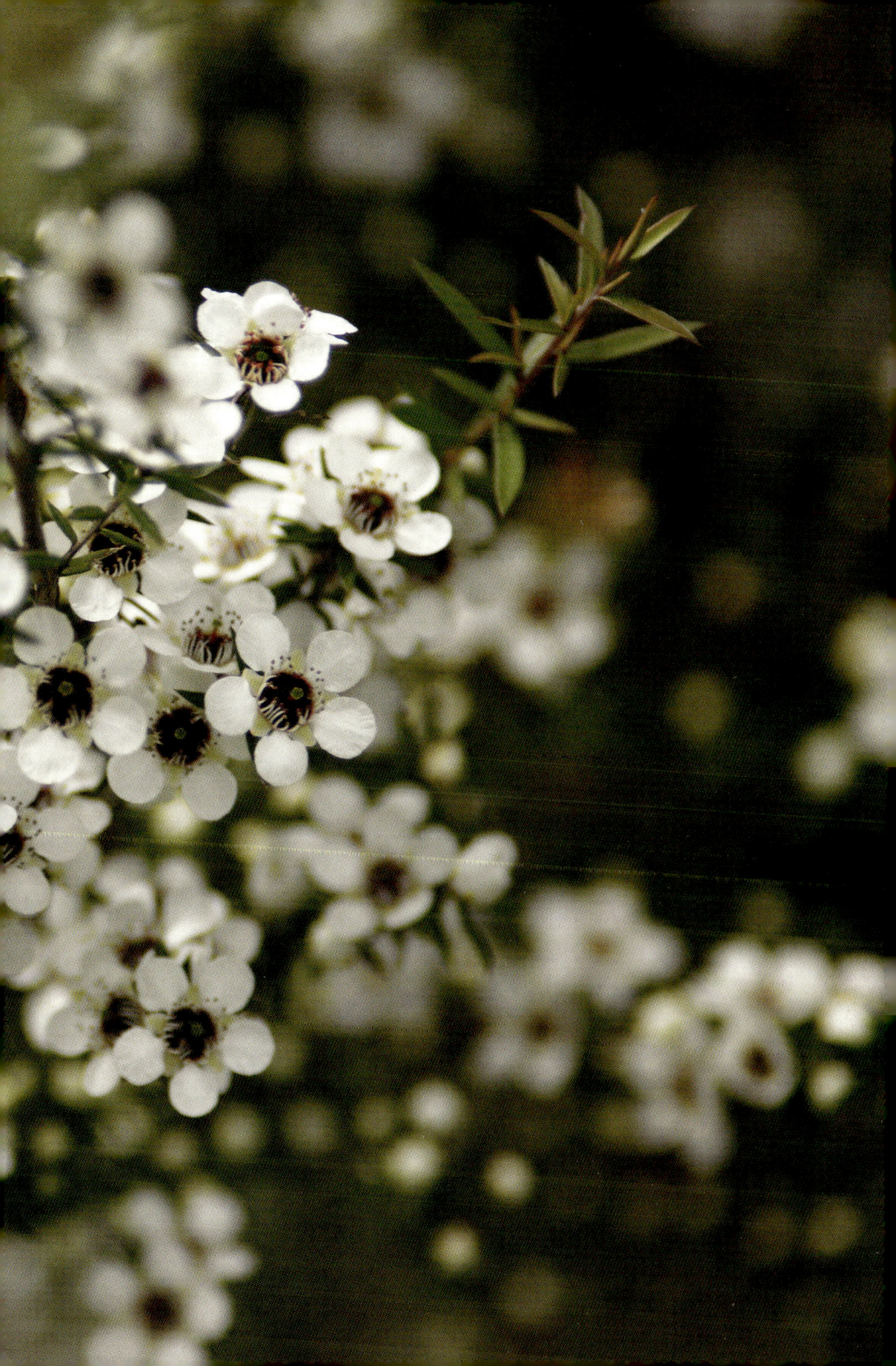

Manuka – eine außergewöhnliche Pflanze

Geschichte

Die Geschichte des Manukastrauches *(Leptospermum scoparium)* ist eng verknüpft mit der Geschichte Neuseelands. Zwar gibt es mittlerweile Manuka in öffentlichen Parks und Privatgärten weltweit, jedoch keine größeren natürlichen Vorkommen von nennenswerten Ausmaßen.

Obwohl es widersprüchliche Aussagen dazu gibt, wurde Neuseeland wahrscheinlich erst vor etwa 1000 Jahren von Polynesiern entdeckt, und zwar zunächst durch einen gewissen Kupe. Der kehrte jedoch wieder in sein Heimatland Hawaiki zurück, einen Ort, den man wahlweise in Asien, Südamerika oder im Reich der Legenden ansiedelt. Nach Ansicht von Archäologen fand eine Besiedlung erst um das Jahr 1300 herum statt. Wenn diese eine Reaktion auf Kupes Berichte war, dann erfolgte sie offensichtlich mit einiger Verzögerung. Diese ersten Siedler waren die Vorfahren der Maori, die wir als Ureinwohner Neuseelands kennen. Um sie ranken sich einige düstere Geschichten, die von ihrer Kriegslust und von Kannibalismus erzählen.

Die ersten Europäer, die in Neuseeland an der heutigen Golden Bay landeten, waren Holländer auf der »Heemskerck« und der »Zerhaen« unter dem Expeditionsleiter Abel Tasman. Die Maori zeigten sich wenig gastfreundlich und prügelten einige der Seeleute sogar zu Tode. Das bremste den Forschungsdrang Tasmans deutlich aus. Er belegte die idyllische Bucht mit dem verächtlichen Namen »Mörderbucht« und verließ neuseeländische Gewässer ohne weitere Erkundungen am

Manuka ist typisch neuseeländisch und wird weltweit geschätzt.

6. Januar 1643. Die Abschreckungsmaßnahmen durch die Maori waren offensichtlich recht wirkungsvoll und nachhaltig, denn erst am 9. Oktober 1769 landete der Engländer Thomas Cook, von Tahiti kommend, an der Ostküste Neuseelands. Sein Schiff, die »Endeavour«, war für diese Expedition ausgesprochen gut ausgerüstet. Von besonderem Interesse für uns ist die Tatsache, dass Kapitän Cook auch Botaniker wie den Naturforscher Sir Joseph Banks an Bord hatte. Bereits in Australien lernten Cook und Banks den Teebaum *(Melaleuca alternifolia)* kennen und schätzen. Banks nahm einige Exemplare davon mit nach Hause, und das daraus gewonnene Teebaumöl soll sie fortan auf ihren Reisen begleitet haben. Bei einer späteren Expedition hatte Cook den Botaniker Reinhold Forster und dessen Sohn Georg mit an Bord. Da Kapitän Cook dieses Mal auf einen längeren Aufenthalt eingerichtet war, konnte Forster sich entsprechend ausgiebig mit der Manukapflanze beschäftigen. Während Cook ihr den überaus originellen Namen »tea tree« (Teebaum) gab, verpasste Forster ihr einen ordentlichen botanischen, also lateinischen Namen: *Leptospermum scoparium*. Scoparium heißt übrigens besenartig, und wer das Gestrüpp in seiner typischen Wuchsform gesehen hat,

Thomas Cook wurde von Botanikern begleitet, die seinen »tea tree« genau untersuchten.

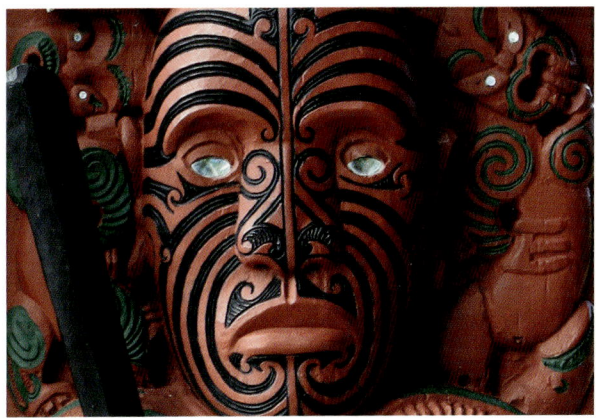

Schnitzkunst der Ureinwohner

Manuka – eine außergewöhnliche Pflanze

Neben Honig und Öl liefert Manuka einen wertvollen Tee.

wird das verstehen. Ebenfalls Leptospermum wurde zunächst auch der Kanukastrauch getauft, nämlich *Leptospermum ericoides*. Später stellte sich wohl heraus, dass die Verwandtschaft doch nicht so eng ist, und heute trägt Kanuka den botanischen Namen *Kunzea ericoides*. Die beiden sehen sich schon ziemlich ähnlich und werden dementsprechend häufig verwechselt. Kanuka wird ebenfalls als Teepflanze und Öllieferant genutzt. Dass der Engländer Cook einen Ersatz für seinen geliebten indisch-ceylonesischen Tee zu schätzen wusste, spiegelt sich in folgender Aussage wider, die er selbst niederschrieb: »[...] die Blätter gebrauchten viele von uns als Tee, der einen sehr angenehmen bitteren Geschmack und aromatischen Duft hat, wenn er aus frischen Blättern zubereitet wurde, jedoch etwas von beidem verliert, wenn die Blätter getrocknet wurden. Wenn der Aufguss stark gemacht wurde, erwies er sich für einige als Brechmittel, in gleicher Weise wie grüner Tee.« Mittlerweile hatte man wohl schon ein Verfahren gefunden, um Geschmack und Duft für längere Zeit zu konservieren.

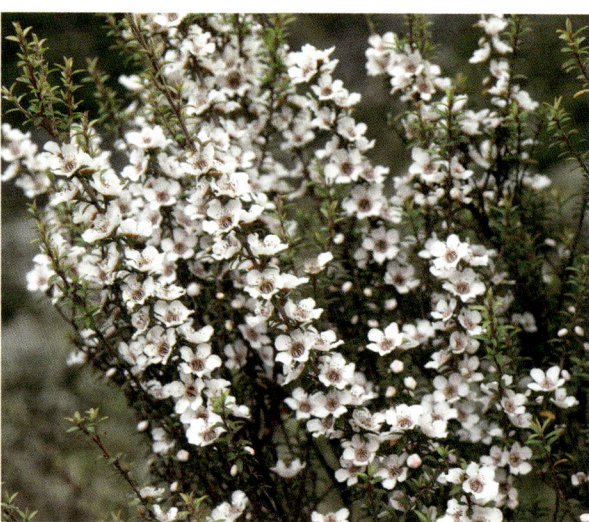

Manuka ist eine sogenannte Pionierpflanze

Sie haben sicher bereits gemerkt, dass ich vorzugsweise vom Manukastrauch und nicht so sehr vom Manukabaum spreche. Die Manukapflanze gibt es jedoch vom fünf Zentimeter hohen Bodendecker bis zum 15 Meter hohen Baum, meistens als Buschwerk von zwei bis fünf Metern Höhe. Manuka ist eine sogenannte Pionierpflanze, vergleichbar mit unserer Brombeere. Das bedeutet, dass sie am Start ist, wenn Flächen brachliegen. Sobald die Konkurrenz das Feld geräumt hat, beginnt Manuka sich auszubreiten und festzusetzen. Landwirte, die versuchen dieses zähe »Unkraut« loszuwerden, können ein Lied von seiner schier unausrottbaren Vitalität singen. Ach, was sag ich – seufzen trifft es wohl eher, denn das kleinste im Boden verbliebene Wurzelstück wird erneut austreiben und wuchern. Besonders auf der Nordinsel finden sich ausgedehnte, hügelige Flächen, die von einem besenartigen Gestrüpp aus Manuka überzogen sind. Sie verströmen einen angenehm aromatischen Geruch, und während der lang andauernden Blütezeit verwandeln sie die Hügel in ein Meer aus weiß-rosa Blüten. Entscheidend für die Farbintensität der Blüten soll der Chromgehalt des Bodens sein.

Eine zähe Pionierpflanze schließt die Narben, die Kulturfehler in der Landschaft hinterließen, und bietet neuen Lebensraum.

Die Maori brachten als frühe Siedler Pflanzen und Tiere aus ihrer polynesischen Heimat mit. Schließlich will man in der Fremde nicht auf lieb gewonnene Ernährungsgewohnheiten verzichten. Dummerweise standen auch Ratten auf ihrem Speiseplan, die leider eine ziemliche Verwüstung unter der einheimischen Tierwelt anrichteten. Zur Urbarmachung von Ackerland wurde Brandrodung betrieben, und auch nach der späteren Besiedlung durch Europäer wurden beispielsweise die mächtigen Kauriwälder stark gelichtet, da das Kauriholz sehr begehrt für Schiffs- und Hausbau war. Manuka und anderes Buschwerk übernahmen das kahl geschlagene Terrain, das heute einer Vielzahl von Tieren einen adäquaten Lebensraum bietet. Dazu gesellen sich nun auch die Honigbienen, die aus dem Nektar des Manukastrauches einen außergewöhnlich guten Honig produzieren. Die Imker stellen zu diesem Zweck ihre Bienenstöcke in der Nähe der Manukabüsche inmitten einer weitgehend unberührten Natur ab.

Von den Maori, insbesondere von deren Heilern, den Tohungas, erfuhren die Siedler, die im Gefolge von Cook und Co. nach Neuseeland kamen, von den vielfältigen Möglichkeiten, Manuka zu Heilzwecken zu nutzen. Blätter und auch Samenkapseln wurden als Umschläge bei Verbrennungen, Entzündungen und Insektenstichen angewendet. Als praktisch erwies sich auch die Verfügbarkeit dieser Medizin an vielen Orten, besonders wenn die Maori bei ihren kriegerischen Auseinandersetzungen Verletzungen davon trugen, die an Ort und Stelle aus der Manuka-Apotheke versorgt werden konnten. Aufbereitungen aus der Rinde, den Blättern oder den Samenkapseln finden in Form von Abkochungen und Aufgüssen, zur Inhalation und in Dampfbädern, sowie als Saft oder als Pflanzenasche zur Behandlung von diversen Verdauungsbeschwerden, Erkältungen mit Rachenentzündung und Fieber, Harnwegsinfekten, Rückenbeschwerden und als Beruhigungsmittel Verwendung. Eventuell haben die Ureinwohner sich manches von der einheimischen Fauna abgeschaut. Kakariki (Ziegensittiche) benutzen zum Beispiel die Blätter und Rinde von Manuka und Kanuka um Parasiten loszuwerden, indem sie diese kauen und verschlucken oder die gekauten Pflanzenteile mit dem Öl ihrer Putzdrüsen vermengen und mit dieser Mischung dann ihr Gefieder behandeln.

Die Gewinnung des kostbaren ätherischen Öls aus den Manukablättern durch Destillation und die Nutzung des ebenso kostbaren Manuka-Honigs haben die Maori wiederum erst in der Neuzeit dazu gelernt.

Die vielseitige medizinische Verwendbarkeit der Manukapflanze ist den menschlichen und tierischen Bewohnern Neuseelands seit Langem bekannt.

Vorkommen

Neuseeland bietet trotz seiner überschaubaren Gesamtfläche, die in etwa der von Japan oder Großbritannien entspricht, ganz unterschiedliche klimatische Bedingungen von gemäßigt bis subtropisch.

Schneebedeckte Gebirgsketten bilden eine Klimascheide mit ergiebigen Niederschlägen und üppiger Vegetation im Westen und trockenen, weitgehend unbewaldeten Gebieten im Osten.

Manuka wächst zum einen sehr rasch und zeigt sich zum anderen keinesfalls wählerisch, was die Bodenbeschaffenheit angeht. Die Pflanze gedeiht sowohl auf morastigem Grund als auch auf Geröll und auf trockenen Hügeln. Sie zeigt sich genügsam auf kargem Boden und kann auch Staunässe verkraften. Sie verträgt Schatten genauso wie direkte Sonne. Wenn sie dem zarten Jugendalter entrückt ist, verträgt sie anhaltende Trockenheit genauso wie starke Winde und Frost. Kein Wunder also, dass wir Manuka praktisch überall auf der Nord- und Südinsel wie auch auf Stewart Island antreffen – im Flachland genauso wie bis an die Vegetationsgrenze in knapp 1400 Metern Höhe.

Manuka ist eine überaus robuste und anpassungsfähige Pflanze. Manuka-Honig ist ein gesundes Produkt aus weitgehend unberührter Natur.

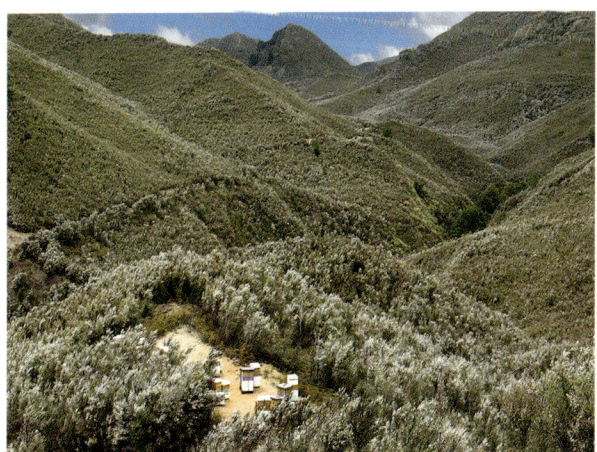

Manukasträucher wachsen überall auf der Nord- und Südinsel

Sowohl das aus den Blättern gewonnene Manukaöl als auch der aus dem Blütennektar stammende Manuka-Honig wirken antimikrobiell. Die jeweilige Qualität ist standortabhängig.

In wissenschaftlichen Veröffentlichungen wurde eine besondere Variante des Manuka-Teebaums beschrieben, die fast ausschließlich in der Ostkap-Region der Nordinsel wächst, und deren Öl beachtliche antibakterielle und antimykotische Eigenschaften besitzt. Genauso gibt es Überlegungen bezüglich der antimikrobiellen Eigenschaften von Manuka-Honig. Da der Hauptwirkstoff von der Pflanze und nicht von der Biene gebildet wird, liegt die Vermutung nahe, dass die Sorte und die Standortbeschaffenheit darüber entscheiden, ob die Bienen daraus einen »aktiven« oder nur einen wohlschmeckenden Honig herstellen. Schon in den 1990er-Jahren gab es Bestrebungen der neuseeländischen Regierung, den Anbau von Manuka durch Fördergelder anzukurbeln. Aufgrund der ständig steigenden weltweiten Nachfrage gibt es mittlerweile erste Plantagen.

Biologisch-ökologische Besonderheiten

Selbst wenn Manuka in großem Stil angebaut werden sollte, könnte man auf konventionellen Pflanzenschutz verzichten, da die Pflanze die Stoffe, die auch wir zur Bekämpfung von Bakterien, Viren oder Pilzen nutzen, ja zu ihrem eigenen Schutz produziert. Der bei der Ölgewinnung anfallende Trester wird, als Mulch verwendet, wieder in den natürlichen Kreislauf eingebracht und dient so zusätzlich als Dünger. Eventuell standortabhängig können Manukasträucher von einem spezifischen Mehltau befallen werden, den man an einem rußigen Belag erkennt und der die Pflanze erheblich schädigen kann.

Neuseeland hat circa 4,4 Millionen Einwohner, von denen allein 1,4 Millionen im Großraum Auckland leben. Verteilt auf eine Gesamtfläche von circa 270 000 Quadratkilometern, ergibt das eine ausgesprochen dünne Besiedlung. Obwohl riesige Flächen für Ackerbau, Schaf- und Rinderzucht verwendet werden, bleiben noch viele ausgedehnte Gebiete, in denen Manuka völlig unbeeinflusst und somit natürlich biologisch wächst. Wenn die Imker dann auch noch in der Bienenhaltung ökologisch arbeiten, dann handelt es sich bei dem so gewonnen Manuka-Honig um ein reines Bio-Produkt. Doch auch ohne das Bio-Siegel erhalten Sie ein hervorragendes, natürliches Lebensmittel. Welche Faktoren dazu beitragen, dass daraus ein »aktiver« Manuka-Honig wird, wird derzeit noch eifrig untersucht. Der dafür verantwortliche Wirkstoff im Honig und eine offensichtliche Vorstufe im Nektar sind bereits entdeckt. Welche Standortbedingungen, genetischen Besonderheiten oder klimatischen Stressfaktoren den Manukastrauch zur Anreicherung dieser Stoffe in seinem Blütennektar veranlassen, ist noch nicht vollends geklärt. Besonders interessant scheint für unternehmerisch denkende Wissenschaftler, wie man dies gewinnbringend gezielt beeinflussen kann.

Auf jeden Fall ist Manuka-Honig ein kolossaler Gewinn für die Gesundheit unzähliger Menschen, wie wir noch in den nachfolgenden Kapiteln sehen werden.

Manuka-Honig ist in vielerlei Hinsicht ein absoluter Gewinn.

Geöffnete Manukablüte – Einladung an fleißige Nektarsammlerinnen

Manuka-Honig –
ein Breitbandprobiotikum
par excellence

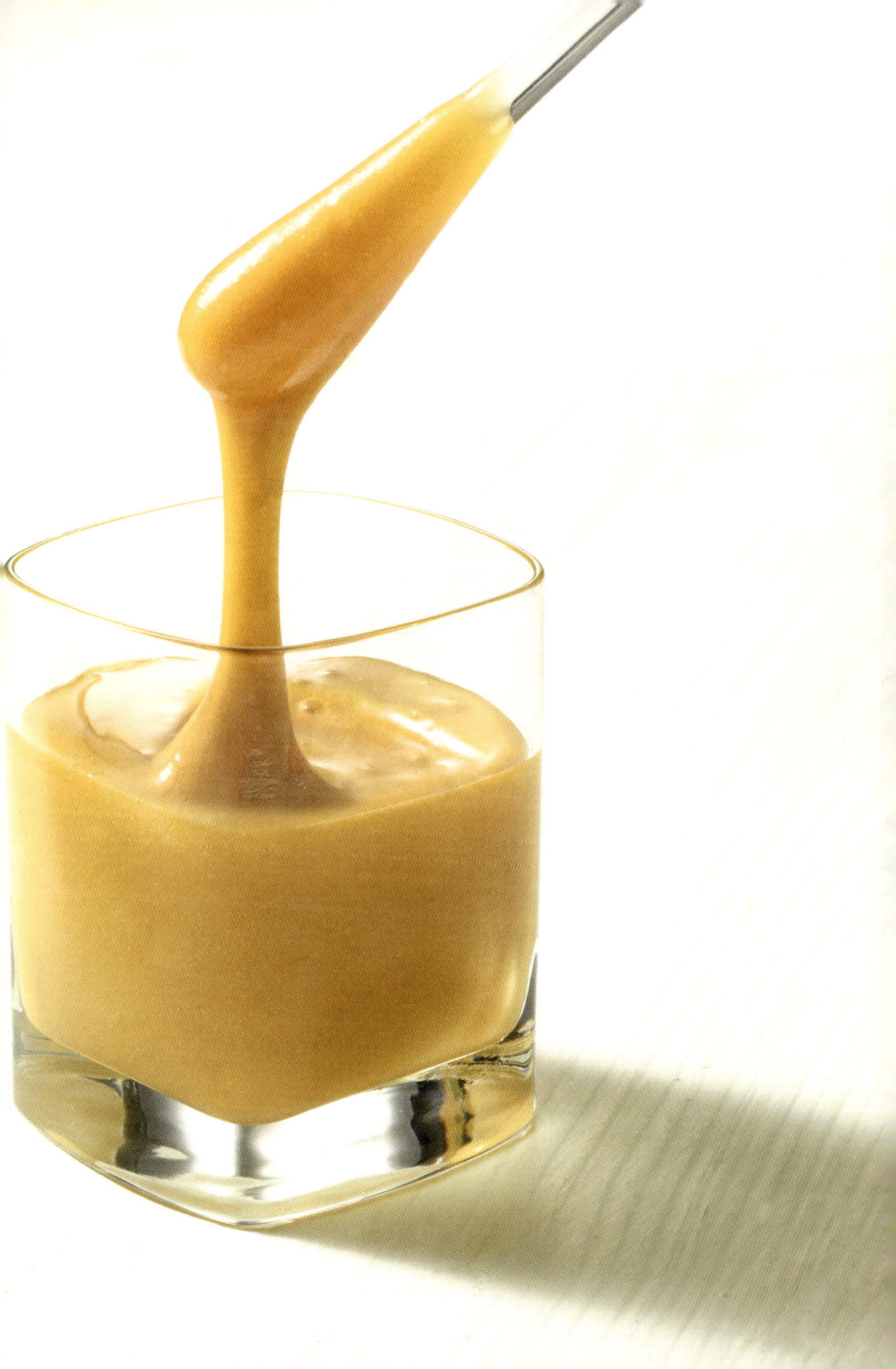

Manuka-Honig – ein Breitbandprobiotikum par excellence

Beim Begriff »Breitband« denken Sie vielleicht zuerst an Ihren Internetanschluss und die Surfgeschwindigkeit, die bei entsprechender Verkabelung erfrischend schnell sein kann. Als »probiotisch« werden Ihnen Joghurtdrinks mit Designerbakterien verkauft, die angeblich ihr Immunsystem flott machen sollen. Der Ausdruck ist somit durchaus positiv besetzt und wird gern als Gegenpol zu »antibiotisch« benutzt. Als »Breitbandantibiotika« bezeichnet man diejenigen antibakteriellen Arzneimittel, die sich unspezifisch gegen eine Vielzahl verschiedener Krankheitserreger wenden. Dabei müssen Totalausfälle unserer physiologischen Darmflora mit den Nützlingen unter den Bakterien wohl oder übel in Kauf genommen werden.

Ganz anders verhält sich da unser Manuka-Honig. Er erweist sich auf breiter Front als lebensfördernd, also probiotisch. Dabei unterstützt er körpereigene Prozesse, die für einen gesunden Zellaufbau und ein starkes Immunsystem sorgen. Er hemmt oder beseitigt Schadbakterien, bereinigt das Einsatzgebiet und bremst überschießende Entzündungsreaktionen ab. Seine antimikrobielle Breitbandwirkung richtet sich zwar gegen einige Spezies besonders gründlich, dezimiert andere krankmachende Bakterien aber ebenfalls ausreichend. Dafür, dass ich hierbei eher den Begriff »antimikrobiell«, also gegen Mikroben (Kleinstlebewesen) gerichtet, anstatt antibakteriell verwende, gibt es einen guten Grund. Im Gegensatz zu üblichen Antibiotika wirkt Manuka-Honig sogar artenübergrei-

Manuka-Honig verhält sich selektiv antimikrobiell, krankmachende Keime werden eliminiert, während gesunderhaltende Bakterien gefördert werden.

fend, nämlich auch gegen Pilze und Viren. Bei letzterer Aufgabe ist eine Wirkungsverstärkung durch Propolisbeimengung hilfreich.

Inhibi(e)ne – Honig hemmt Mikroben

Honig wird nachweislich seit Jahrtausenden erfolgreich als Medizin eingesetzt. Das Wissen um seine antimikrobiellen Eigenschaften ist ansatzweise erst etwa hundert Jahre alt. Bakterien, Pilze oder Viren, als Auslöser von Infektionskrankheiten, sind ebenfalls erst seit dem späten neunzehnten Jahrhundert bekannt. 1847 beschrieb Ignaz Semmelweis den Zusammenhang zwischen mangelnder ärztlicher Hygiene und dem Kindbettfieber (Puerperalsepsis), an dem viele Wöchnerinnen erkrankten und verstarben. Semmelweis begründete die Aseptik, eine klinische Vorsichtsmaßnahme, die heute absolut selbstverständlich ist. Er wusch sich vor dem Betreten des Krankenzimmers die Hände mit einer Chlorkalklösung. Semmelweis hatte lediglich eine ungefähre Ahnung von den Ursachen der Wundinfektion, seine Maßnahmen zu deren Vermeidung waren allerdings ein epochaler Fortschritt in der Medizin. Es sollte jedoch noch einige Jahrzehnte dauern, bis sich seine Erkenntnisse auch unter seinen Kollegen durchsetzten. Selbst ein medizinischer Titan wie Rudolf Virchow stellte sich noch 1879 gegen die Lehre Semmelweis. Dessen Auffassung wurde jedoch letztendlich durch die Arbeiten von so großen Forschern wie Robert Koch bestätigt. Für Semmelweis selbst reichte seine Prophylaxe offensichtlich nicht aus. Er verstarb bereits 1865 an einer Sepsis (Blutvergiftung).

»Seeing is believing« ist ein Paradoxon, von dem auch ernsthafte Wissenschaftler nicht verschont bleiben. Vielleicht hat für sie die Aussage, dass sie nur glauben, was sie auch sehen, sogar besondere Gültig-

Inhibine sind Stoffe im Honig, die schädliche Keime bei ihrer Arbeit behindern.

keit. Bereits der niederländische Naturforscher Antony Leeuwenhoek, der als Pionier der Mikroskopie gilt, fand in seiner Zeit (1632–1723) Hinweise auf das Vorhandensein von Mikroben. Louis Pasteur gelang erst 1857 der Nachweis, dass Fermentationsprozesse durch Mikroorganismen verursacht werden, welche durch Hitzeanwendung (Pasteurisierung) abgetötet werden können.

> **Die heutige Forschung bestätigt lediglich, was seit Jahrtausenden in der Praxis erprobt ist.**

Was Medizinkundige oder unsere Vorfahren allgemein schon vor vielen Jahrhunderten veranlasste, Honig auf Wunden zu schmieren, können wir nur erahnen. Wir wissen, dass man beispielsweise im alten Ägypten manchmal recht eigenartige Mixturen aus Schlamm und sogar Exkrementen verwendete, über die wir heute zumindest die Nase rümpfen, wenn uns nicht gar das schiere Entsetzen packt. Irgendwer muss dann wohl seinem Forscherdrang gefolgt sein und einfach mal Honig statt Schlamm benutzt haben. Und siehe da, die Heilung erfolgte offensichtlich ungehindert und erstaunlich schnell. Die Entdecker der heilenden Wirkung von Honig haben zum Glück ihre Erkenntnis nicht für sich behalten, und deren Anwendung kam unzähligen Menschen und vielleicht auch Tieren im Laufe der Jahrtausende zugute, ohne dass man erst eingehende wissenschaftliche Studien abgewartet hätte. Davon profitieren wir noch heute. »Verachtet keine empirischen Wahrheiten«, ermahnte der berühmte Wissenschaftler Martin H. Fischer seine Kollegen, »vieles funktioniert in der Praxis, für das es keinen Laborbeweis gibt.« Doch wenn unsere Wissenschaftsgläubigkeit schon soweit geht, dass wir alle Praxisbeweise ignorieren, solange sie nicht durch endlose Laboruntersuchungen und Doppelblindstudien belegt wurden, dann haben wir, wenn es um die Heilkraft des Honigs geht, keine Entschuldigung mehr. Das, was seit ewigen Zeiten empirisch bewiesen ist, wurde durch die Honigforschung eindrucksvoll bestätigt. Wahrscheinlich sind heute die meisten antimikrobiellen Wirkmechanismen von Honigen entschlüsselt. Die dafür maßgeblich verantwortlichen Wirkstoffe werden Inhibine (Hemmstoffe) genannt. Auf einige werde ich im Folgenden näher eingehen. Als Erstes wäre da der osmotische Effekt zu nennen.

Osmolarität – Der Wasserfaktor

Honig besteht zum überwiegenden Teil aus Zucker, und zwar hauptsächlich aus Glukose (Traubenzucker) und Fruktose (Fruchtzucker) sowie aus diversen anderen Zuckern. Honige mit hohem Glukoseanteil sind cremig bis fest, Honige mit hohem Fruktosegehalt bleiben dagegen lange flüssig. Honig enthält zudem Wasser. Im reifen Honig ist der Wasseranteil unter 20 Prozent. Wir haben es also hier mit einer extrem gesättigten Zuckerlösung zu tun. Bakterien benötigen Wasser, um sich zu vermehren und zu überleben. In reifem Honig können sich keine Mikroorganismen vermehren. Honig entzieht ihnen dieses Überlebenselixier. Nur in stark wasserhaltigem Honig können sich beispielsweise Hefepilze halten, die zu einer Fermentation führen können, was lediglich im Fall der Metproduktion wünschenswert wäre.

Osmose bewirkt auch, dass Lymphflüssigkeit zu den Zellen in einem Wundareal gezogen wird. Dies unterstützt die Wundtoilette und die rasche Entsorgung der anfallenden Zelltrümmer. Ein feuchtes Wundklima hat zudem den Vorteil, dass eine Verletzung sich nicht lediglich oberflächlich verschließt, während darunter weiter ein entzündlicher Prozess schwelt. Darüber hinaus verklebt der Verband nicht mit dem Granulationsgewebe, so dass ein Verbandswechsel kaum Schmerzen und keine Verzögerung des Heilungsprozesses verursacht.

Honig bewirkt ein feuchtes Wundklima, löst Ödeme auf und entzieht Bakterien das Wasser.

Osmolarität ist ein Faktor, der zu den antibakteriellen Eigenschaften des Honigs beiträgt, jedoch erklärt sie nicht, wieso Honig dabei anderem Zucker deutlich überlegen ist.

Die Eigenschaft des Honigs, Wasser zu ziehen, zum Beispiel aus Wundflüssigkeit (Wundexsudat), bewirkt bei den meisten Honigen, dass das in ihnen enthaltene Enzym Glucose-Oxidase eine chemische Reaktion auslöst.

Säurebildung – sauer macht nicht unbedingt lustig

Auf diese Strategie der Bienen, ihren Honig lagerfähig zu machen, reagieren insbesondere Bakterien und Pilze ausgesprochen sauer. Das Enzym Glucose-Oxidase löst eine Reaktion zwischen Traubenzucker, Sauerstoff und Wasser aus. Daraus entsteht neben Gluconsäure Wasserstoffperoxid (H_2O_2), welches für seine antiseptischen Eigenschaften hinreichend bekannt ist. H_2O_2 ist jedoch auch potenziell zelltoxisch; so ist es sehr hilfreich, dass ein paar Sicherheitselemente gleich mitgeliefert werden. Zum einen gibt es so etwas wie eine Retardwirkung. Das Gewebe wird nicht mit H_2O_2 überschüttet, sondern dieses Bleichmittel wird kontinuierlich in kleinen Mengen freigesetzt. Freies Wasserstoffperoxid kommt lediglich in unreifem Honig vor und beugt darin der Ansiedelung und Vermehrung von pathologischen Keimen vor, die in dem sauren Milieu nicht gedeihen können. In reifem Honig, das heißt in Honig, der weniger als circa 20 Prozent Wasseranteil aufweist, schlummert diese antibakterielle Kettenreaktion, bis sie durch den Trigger Wasser, zum Beispiel aus Speichel oder Wundsekret, am medizinischen Einsatzort des Honigs erneut ausgelöst wird. Ein ebenfalls im Honig sowie im Ge-

Für die peroxide Aktivität sind die Bienen verantwortlich, die ihrem Honig das Enzym Glucose-Oxidase beimengen.

webe vorkommendes Enzym, die Katalase, neutralisiert das Wasserstoffperoxid in tieferen Wundregionen, was einerseits eine Gewebeschädigung verhindert, andererseits jedoch auch die antimikrobielle Wirkung beendet. Dies trifft zumindest auf die meisten Honige zu. Deutlich anders verhält sich hier der neuseeländische Manuka-Honig. Entfernt man mittels Katalasebeimengung seine ohnehin sehr geringe peroxide Aktivität, so erweisen sich einige Chargen dieses Honigs als außerordentlich aktiv gegen diverse Keime, insbesondere auch solche, bei denen sich viele Antibiotika mittlerweile die Zähne ausbeißen.

Wasserstoffperoxid tötet Mikroben, jedoch nicht in tiefen Wunden und nicht unter dichten Verbänden.

Etwa zwanzig Jahre lang konnte man den verantwortlichen Wirkstoff weder benennen noch isolieren. Man einigte sich darauf, ihn als »Unique Manuka Factor« (einzigartiger Manuka-Faktor), kurz UMF, zu bezeichnen. Seine individuelle Stärke fand man jeweils in Labortests heraus, bei denen seine Wirksamkeit gegenüber verschiedenen Bakterien mit der antibakteriellen Effektivität einer Phenollösung (Karbolsäure) verglichen wurde. Erwies sich der Honig als genauso wirksam wie etwa eine 10-prozentige Phenollösung, so stufte man ihn als UMF10 ein. Ein Pluszeichen hinter der Zahl, etwa 10^+ beziehungsweise 20^+, besagt dabei, dass der ermittelte Faktor nicht nur erreicht, sondern sogar übertroffen wird. Diese Klassifizierung erwies sich in mancher Hinsicht als unbefriedigend. Einerseits sind die Testverfahren nicht einwandfrei reproduzierbar und vor allem nicht quantifizierbar, das heißt eine eindeutige Aussage über die genaue Wirkstoffmenge ist nicht möglich. Andererseits war es wissenschaftlich äußerst ungenau, es mit einem »Unknown Mystery Factor« zu tun zu haben, von dem man zwar weiß, dass er vorhanden ist, ihn aber nicht beim Namen nennen kann. Die letale (tödliche) Dosis von Phenol ist bei unterschiedlichen Bakterien durchaus variabel, und das trifft dann auch auf die vergleichbare Honigwirkung zu.

Die Situation hat sich grundlegend verändert, nachdem ein Team von Lebensmittelchemikern an der TU Dresden den verantwortlichen Stoff enttarnen konnte. Darauf werde ich an anderer Stelle noch gebührend eingehen. In unserer wissenschaftsgläubigen Welt, in der Ursache und Wirkung gern als simple mechanische Vorgänge gedeutet werden, verspricht man sich rasch von der Isolierung und möglichen Synthetisierung eines Einzelwirkstoffes die gleiche Wirkung, wie sie zuvor in einem komplexen natürlichen Wirkstoffcocktail beobachtet wurde. Anhänger einer ganzheitlichen Betrachtungsweise zitieren in diesem Zusammenhang gern den griechischen Denker Aristoteles, der bereits im 4. Jahrhundert v. Chr. bemerkte: »Das Ganze ist mehr als die Summe seiner Teile!« Heutzutage fasst man diesen sinnigen Ausspruch in einem Wort zusammen: Synergie. Sie beschreibt die überragende Wirkung eines Zusammenspiels aus Einzelkomponenten, bei denen zwar jede für sich recht beachtliche Erfolge verzeichnen kann, die jedoch nur gemeinsam unschlagbar sind. Auch wenn Methylglyoxal nun beim Orchester Manuka-Honig die erste Geige spielt, so wird nur durch das harmonische Arrangement aller Instrumente eine Symphonie daraus.

Der Säurefaktor wird auch deutlich, wenn man den niedrigen pH-Wert vieler Honige betrachtet. Er liegt häufig zwischen 3 und 4. Bei Kastanien- oder Waldhonig beispielsweise jedoch auch schon mal zwischen 5 und 6. Die antibakterielle Wirkung mancher Honige ist zudem noch bei sehr hoher Verdünnung vorhanden, während sie bei anderen stark eingeschränkt ist. Ein starker, aktiver Manuka-Honig wirkt selbst dann noch sicher, wenn eine wässrige Lösung nur zwei Prozent Manuka-Honig enthält.

Gemeinsam unschlagbar – die Synergien der Einzelwirkstoffe im Honig.

Methylglyoxal – Stress and Drugs and Caramel

Der einzigartige Manuka-Faktor wurde von einem Team von Lebensmittelchemikern um Prof. Thomas Henle an der Technischen Universität Dresden eindeutig als das Zuckerabbauprodukt Methylglyoxal (MGO) identifiziert. Die entsprechenden Forschungsergebnisse wurden auch im Rahmen der Doktorarbeit von Elvira Mavric dokumentiert und veröffentlicht sowie in einer weiteren Studie von Christopher J. Adams und Kollegen an der Waikato Universität in Neuseeland, Abteilung Chemie, bestätigt. An dieser Universität wird überdies schon mehr als zwei Jahrzehnte über Manuka-Honig geforscht, vor allem durch Prof. Peter Molan, der sicher so etwas wie der Honigpapst ist. Molan hat wohl wie kein anderer die Honigforschung und den medizinischen Einsatz von Honig in der Neuzeit vorangetrieben, und niemand, der sich heute ernsthaft mit diesem Thema auseinandersetzt, kommt an diesem Namen vorbei. Trotzdem war nicht er es, der das lange Mysterium um den nicht-peroxiden Wirk-

Methylglyoxal (MGO) gibt dem einzigartigen Manukafaktor endlich einen Namen.

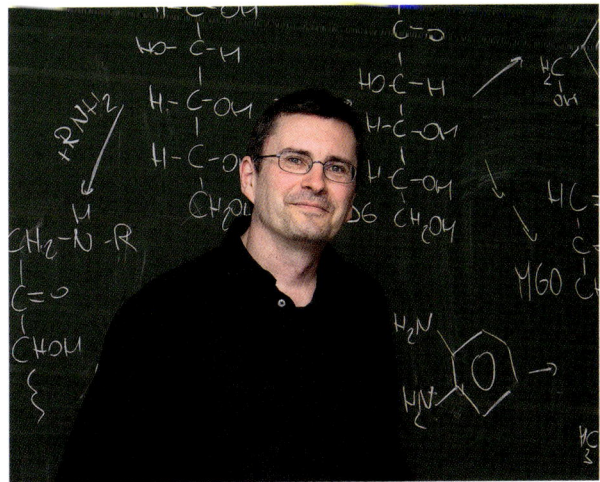

Professor Thomas Henle, TU Dresden identifizierte den einzigartigen Manuka-Faktor UMF

mechanismus in aktivem Manuka-Honig entschleierte. Er entwickelte zwar eine Methode, mit der eine annähernde Quantifizierung des Wirkstoffgehalts möglich ist, die aber nicht vollständig reproduzierbar ist und deren Ergebnis nicht absolut und nur in Relation zur antibakteriellen Effektivität einer Phenollösung wiedergegeben werden kann. UMF10+ entspricht mindestens der Wirkung einer 10-prozentigen Karbolsäure. Die Bestimmung des Methylglyoxalgehaltes dagegen erfolgt mengenmäßig absolut, das heißt man kann den tatsächlichen Anteil an einer Menge Honig genau bestimmen, zum Beispiel 100 Milligramm MGO auf ein Kilogramm Honig.

Bei anderen Honigen ist der MGO-Gehalt mit ein bis zwei Milligramm und manchmal vielleicht bis zu 20 Milligramm meist sehr gering. Auch in anderen Lebensmitteln einschließlich Bier und Wein, ja sogar in Tabakrauch lässt sich MGO nachweisen. In Brot oder Röstkaffee erscheint ein gewisser Gehalt an Methylglyoxal einleuchtend, da dies bei der Maillard-Reaktion entsteht. Bei der Zubereitung von Speisen ist diese oft beabsichtigt, weil dabei durch Karamellisierung der gewünschte Brat- oder Röstgeschmack sowie der typische Geruch und die braune Farbe entsteht.

Dass nun der Methylglyoxalgehalt im Honig durch eine unsachgemäße Handhabung bei Lagerung und Transport entstehen könnte, zum Beispiel durch Abstellen der Behälter in praller Sonne oder durch anderweitiges starkes Erhitzen des Honigs, ist in aller Regel auszuschließen, da dies einen gleichzeitigen Anstieg des HMF-Wertes bewirken würde. HMF steht für Hydroxymethylfurfural. Kalt geschleuderter Honig darf gemäß der Honigverordnung keinen höheren HMF-Gehalt aufweisen als 40 mg/kg. Jeder erhöhte Wert würde auf eine zu hohe Erhitzung hindeuten, durch die wertvolle Honigenzyme zerstört worden wären. Das bedeutet im Fall von Manuka-Honig, dass

Methylglyoxal (MGO) entsteht bei sachgemäßer Lagerung aus Dihdroxyaceton (DHA).

ein hoher MGO-Aktivitätsnachweis, bei gleichzeitig niedrigem HMF, auf den pflanzlichen Ursprung des Methylglyoxals hinweist.

Die Methylglyoxal-Stoffwechselwege werden offensichtlich durch Stressfaktoren in den Zellen eingeleitet. Denkbare Auslöser beim Manukastrauch sind salzhaltige Böden, Hitze, Kälte und anhaltende Trockenheit. Typischerweise wächst Manuka dort, wo Landwirtschaft nur unter erschwerten Bedingungen möglich ist. Die stressinduzierten, hohen Methylglyoxalgehalte finden ihren Weg über den Blütennektar direkt in den Honig, und zwar ohne jegliche Enzymbeimengung seitens der Bienen. Es gibt scheinbar auch Hinweise darauf, dass es sich bei Manuka-Honig, ähnlich wie beim Lindenhonig, nicht um einen reinen Blütenhonig handelt. Vielmehr könnte es auch ein Gemisch aus Honigtau und Nektar sein. Honigtau- oder Waldhonig stellen die Bienen aus den klebrig-süßen Ausscheidungen von Blatt- oder Schildläusen her. Manukapflanzen werden von verschieden Vertretern der Gattung Schildläuse, vor allem Eriococcus orariensis und Coelostomidia sp. heimgesucht, und ausgesaugt. Bienen lassen sich normalerweise nicht lange bitten, wenn ihnen solches Naschwerk geboten wird. Als weitere mögliche Quelle für das Methylglyoxal wurden Mikroorganismen gehandelt. Doch die aktuelle Forschung bietet eine recht plausible Erklärung, die mit einer Vorstufe zum MGO zusammenhängt.

Stress der Pflanze begünstigt scheinbar einen hohen MGO-Gehalt in Manuka-Honig. Sie können den Honig jedoch in jedem Fall stressfrei anwenden.

Ernte und weitergehende Forschung

Beim Manukaöl erfolgt die Ernte immer noch weitgehend von Hand, da in unwegsamem Terrain der Maschineneinsatz zu schwierig wäre. Die Blätter werden meist von flinken Maorihänden in atemberaubender Geschwindigkeit gesammelt. Die Sammlerinnen von

Wer hat's erfunden? Was war zuerst da?

Manuka-Honig haben dagegen sechs Beine und scheren sich nicht um die Beschaffenheit des Geländes, da sie das weite Blütenmeer mit riesigen Geschwadern aus der Luft ansteuern. Natürlich sammeln die Bienen keinen fertigen Honig, sondern vor allem den süßen Nektar der Manukablüten, aus dem sie in einem komplizierten Fertigungsprozess den einzigartigen Manuka-Honig gewinnen. Was diesen Honig so einzigartig macht, haben wir ja bereits besprochen: der besondere Wirkstoff, der selbst unter erschwerten Bedingungen seine antibakteriellen Eigenschaften nicht einbüßt, das Methylglyoxal.

Den Forschern hat es keine Ruhe gelassen, sie wollten Antworten auf Fragen wie die nach dem Grund für den unterschiedlichen Aktivitätsgrad der Manuka-Honige. Man fand schließlich heraus, dass dieser während der Lagerung offenbar zunimmt. Die Erklärung dafür lieferte ein bereits im Nektar nachweisbarer Stoff, der so etwas wie eine Vorstufe zum Methylglyoxal

---

Pflanze oder Biene – woher stammen die nicht-peroxiden Inhibine?

Der Gehalt an antimikrobiellen Wirkstoffen kann je nach Trachtpflanze recht unterschiedlich ausfallen. Häufig kann eine spezifische Heilwirkung des Honigs analog zu den Heileigenschaften der Pflanze beobachtet werden. Doch erstens variieren die Werte selbst bei Proben innerhalb der gleichen Sorten, und zweitens weisen sogar Honige, die von den Bienen aus Zuckerwasser hergestellt wurden, eher geringfügig niedrigere Werte als Honige aus Blütennektar auf. Das legt nahe, dass die Bienen den größeren Anteil an der Produktion dieser Stoffe haben. Sicher scheint indes, dass bei unserem Sonderfall Manuka-Honig die pflanzliche Herkunft den entscheidenden Beitrag zu seinen antimikrobiellen Eigenschaften leistet.

darstellt. Dabei handelt es sich um Dihydroxyaceton (DHA, Glyceron), ein einfaches Kohlenhydrat, das jedoch enorm wichtig für bestimmte Stoffwechselprozesse sein soll. Mit ihren Kollegen Christopher J. Adams und dem berühmten Prof. Peter Molan veröffentlichte Prof. Merilyn Manley-Harris das Ergebnis einer entsprechenden Studie an der Waikato Universität. Sie berichtet: »Seit einiger Zeit wissen wir, dass die einzigartige antibakterielle Aktivität des Manuka-Honigs mit dem Vorhandensein von Methylglyoxal oder MGO zu tun hat, aber bis jetzt war der Ursprung des Methylglyoxals nicht bekannt. Unter Imkern ist es sehr wohl aufgefallen, dass der MGO-Gehalt mit der Lagerung zunimmt, aber es gab keine Forschungen, die diese Beobachtung gestützt hätten.«

Nach der Richtungsvorgabe aus Dresden ging auch die Forschung an der Waikato Universität voran.

Die Untersuchungen der chemischen Fakultät der Waikato Universität ergaben, dass Dihydroxyaceton oder DHA in unreifem Honig, bereits kurz nachdem die Bienen ihn in die Waben eingebracht haben, vorhanden ist. Mit fortschreitender Reifung des Honigs wird DHA in MGO umgewandelt, der Stoff, dem der Manuka-Honig seine außergewöhnliche antibakterielle Wirkung verdankt.

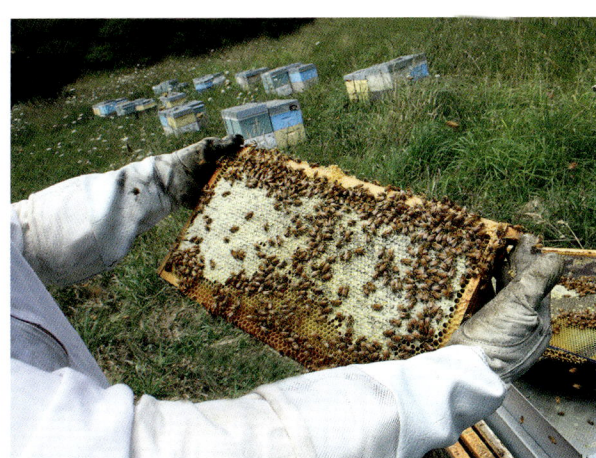

Honigernte

Im Rahmen der Studie zeigte sich während des Lagerungszeitraums von 120 Tagen ein deutlicher Zusammenhang zwischen der Abnahme von DHA und der gleichzeitigen Zunahme von MGO. Da DHA nicht wie MGO antibakteriell wirkt, nimmt die antibakterielle Aktivität während des Reifeprozesses des Honigs zu.

Der Honig wurde ähnlich warm gelagert, wie dies bei den Bienen geschicht, nämlich bei 37°C, aber die Lagerung bei höheren Temperaturen erwies sich als nicht vorteilhaft, wie Dr. Manley-Harris erklärt. Die Forscher versuchten, den Umwandlungsvorgang von DHA zu MGO zu beschleunigen, indem sie den Manuka-Honig erhitzten. Das klappte nicht, da dadurch nicht nur DHA und MGO verschwanden, sondern stattdessen übermäßig viel HMF (Hydroxymethylfurfural) entstand, ein im Honig unerwünschtes und nur begrenzt zulässiges Zuckerabbauprodukt.

Dr. Manley-Harris erklärt, dass die Forscher, sobald sie erkannt hatten, dass DHA die Vorstufe zum MGO darstellt, sich daran machten, herauszufinden, wo das DHA herkommt. Fündig wurden sie, als sie den Nektar der Manukablüten von verschiedenen Bäumen um Hamilton und am Waikato River untersuchten.

Trotz »Selbstbräunungseffekt«, die Reifung des aktiven Manuka-Honigs lässt sich nicht künstlich beschleunigen.

Als ich von diesen Forschungen erfuhr, versuchte ich selbst mehr über Dihydroxyaceton herauszufinden. Die spärlichen Informationen, die ich darüber im Internet finden konnte, wiesen auf seine Verwendung in Bräunungsmitteln hin, wo DHA den wesentlichen Inhaltsstoff darstellt, der mit Eiweißen in der oberen Hautschicht reagiert und sich dabei bräunlich einfärbt. Damit wären wir wieder beim Karamellisieren angelangt.

Nun gibt es anscheinend verstärkte Bemühungen, mit patentierten Schnellverfahren die voraussichtliche Aktivität des fertigen Honigs bereits aus der jeweiligen Nektarquelle zu testen. Möglicherweise zeichnet sich dabei auch die Überlegenheit einer Manuka-Variante gegenüber einer anderen ab, und man könnte gegebenenfalls durch entsprechende Auswahl besonders vielversprechende Sorten in ansonsten agrarwirtschaftlich wenig erschlossenen Randlagen kultivieren. Doch vorerst ist das noch Zukunftsmusik. Dabei hoffe ich sehr, dass das zerbrechliche ökologische Gleichgewicht, zu dem auch die wildwachsende Manukapflanze ihren Beitrag leistet, nicht durch kurzsichtige ökonomische Interessen zerstört wird.

Unterschiede

Die Unterschiede zwischen Manuka-Honigen können gravierend sein, wobei sie sich in Aussehen, Konsistenz, Geruch und Geschmack durchaus sehr ähnlich sein können. Eine sensorische Prüfung, also die Wahrnehmung typischer Eigenschaften über unsere Sinne, unsere Nase oder unsere Geschmacksknospen, reicht nicht aus, um die medizinischen Eigenschaften zu erkennen. Dazu bedarf es einer chemischen Analyse, wobei natürlich nicht jedes Honigglas einzeln untersucht werden kann. Die Werte, die für eine Probe ermittelt werden, können aber in der Regel auf die entsprechende Charge hochgerechnet werden. Die Imker werden es begrüßen, wenn in ihrem Manuka-Honig möglichst hohe MGO-Werte ermittelt werden, da sie so einen deutlich höheren Preis erzielen können.

Hohe MGO-Werte können Sie nicht am Geschmack erkennen.

Sie, liebe Leser, können durchaus Manuka-Honig erwerben, der keinen Aktivitätsnachweis mitbekommen hat, also weder UMF- noch MGO-gekennzeichnet ist. Das bedeutet nicht zwangsläufig, dass dieser Honig nicht aktiv ist. Er enthält sicherlich die meisten der guten Honigeigenschaften, nur wahrscheinlich kaum Methylglyoxal. Schätzen Sie ihn lediglich als bekömmlichen und wohlschmeckenden Brotaufstrich oder nur so zum Naschen, dann reicht ein einfacher Manuka-Honig ohne Frage. Sollten Sie ihn jedoch me-

> Für den medizinischen Einsatz sollten Sie mindestens einen Manuka-Honig MGO100+ auswählen. Der ist meistens auch für den Einsatz auf der Haut und in Wunden völlig ausreichend. Für die innere Anwendung sollten Sie eine höhere Stärke wählen.

dizinisch einsetzen wollen, dann würde ich einen aktiven Manuka-Honig mit mindestens 100 Milligramm Methylglyoxal, also einen MGO100+ beziehungsweise UMF10+ auswählen. Das ist auch die Empfehlung, die von den Honigforschern und Medizinern gegeben wird. Prof. Molan geht davon aus, dass echter Manuka-Honig immer eine gewisse Aktivität aufweist und dass es sich bestenfalls um eine Honigmischung handeln kann, wenn auf dem Glas zwar Manuka-Honig drauf steht, aber kein Aktivitätsnachweis geführt werden kann. Auch bei sogenanntem Manuka-Waldhonig, wie er in Reformhäusern oder Bioläden angeboten wird, handelt es sich wahrscheinlich um einen Blend. Eine beliebte Mischung ist die von Manuka- und Rewarewa-Honig. Hierbei gibt es zuweilen eine nachweisbare Aktivität von zum Beispiel MGO30+, also mindestens 30 Milligramm Methylglyoxal pro Kilogramm Honig.

MGO100+ sollte man also generell wählen, wenn man sich und seiner Gesundheit etwas Gutes tun möchte. Auch für den Außeneinsatz ist diese Stärke generell ausreichend. Im Innendienst können Sie die

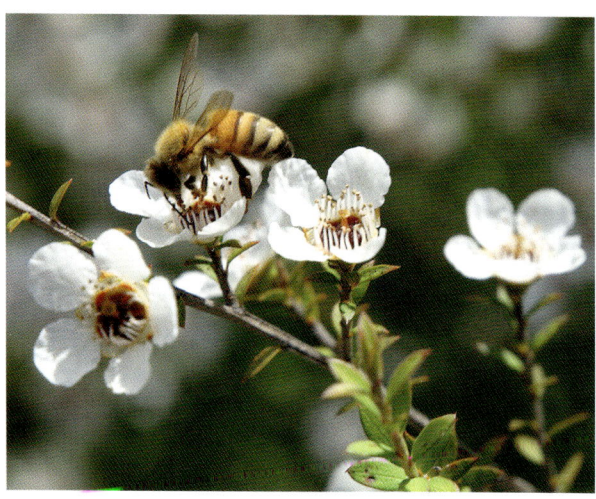

Biene auf einer Manukablüte

Faustregel anwenden: »Je weiter drinnen, desto stärker«. Also MGO250⁺ für Mund, Nase, Nebenhöhlen und Rachen, MGO400⁺ für die tieferen Regionen, wo vermehrt mit Verdünnung zu rechnen ist, wie im Magen-Darm-Trakt. Einen Manuka-Honig MGO550⁺, den stärksten und teuersten, der auch schon einmal 700 Milligramm und mehr Methylglyoxal enthalten kann, brauchen Sie in aller Regel überhaupt nicht. Bei hartnäckigen Infektionen, wie etwa Wunden, die mit antibiotikaresistenten Keimen besiedelt sind, oder bei Magen- oder Darmleiden, die durch Helicobacter pylori verursacht wurden, könnte man kurzfristig eine höhere Stärke auswählen. Manche Anwender berichten allerdings davon, dass sie vorübergehend Schmerzen im Wundbereich empfinden, nachdem sie einen ganz starken Manuka-Honig aufgetragen hatten. Zuweilen soll dieser unangenehme Zustand sogar mehrere Stunden anhalten. Der eine oder andere Therapeut wird das vielleicht als Beweis für die Wirkung werten, Sie müssen sich jedoch nicht grundlos quälen. Finden Sie die Stärke heraus, die Ihnen keine unangenehmen Nebenwirkungen bereitet. Wenn Sie sich nicht gleich die gesamte Palette der verschiedenen Stärken zulegen wollen, dann hat sich das Mischen mit einem schwächeren Honig als sinnvolle Alternative erwiesen.

Die Stärke des zu wählenden aktiven Manuka-Honigs wird durch den Grad der zu erwartenden Verdünnung bestimmt.

Die Forschung geht weiter, da längst noch nicht alle Fragen geklärt sind und wie so oft mit jeder gefundenen Antwort weitere Fragen auftauchen. Trotzdem gibt es keine Entschuldigung, auf den medizinischen Einsatz von aktivem Manuka-Honig zu verzichten, und vielleicht schon bald kaum eine Alternative dazu. Die Aufmerksamkeit, die Honig im Allgemeinen und Manuka-Honig im Besonderen weltweit erfahren hat, ist letztendlich darauf zurückzuführen, dass einige Mediziner an wenigen Kliniken es einfach ausprobiert haben und dabei zu verblüffenden Resultaten gelangten. Darüber will ich im folgenden Kapitel berichten.

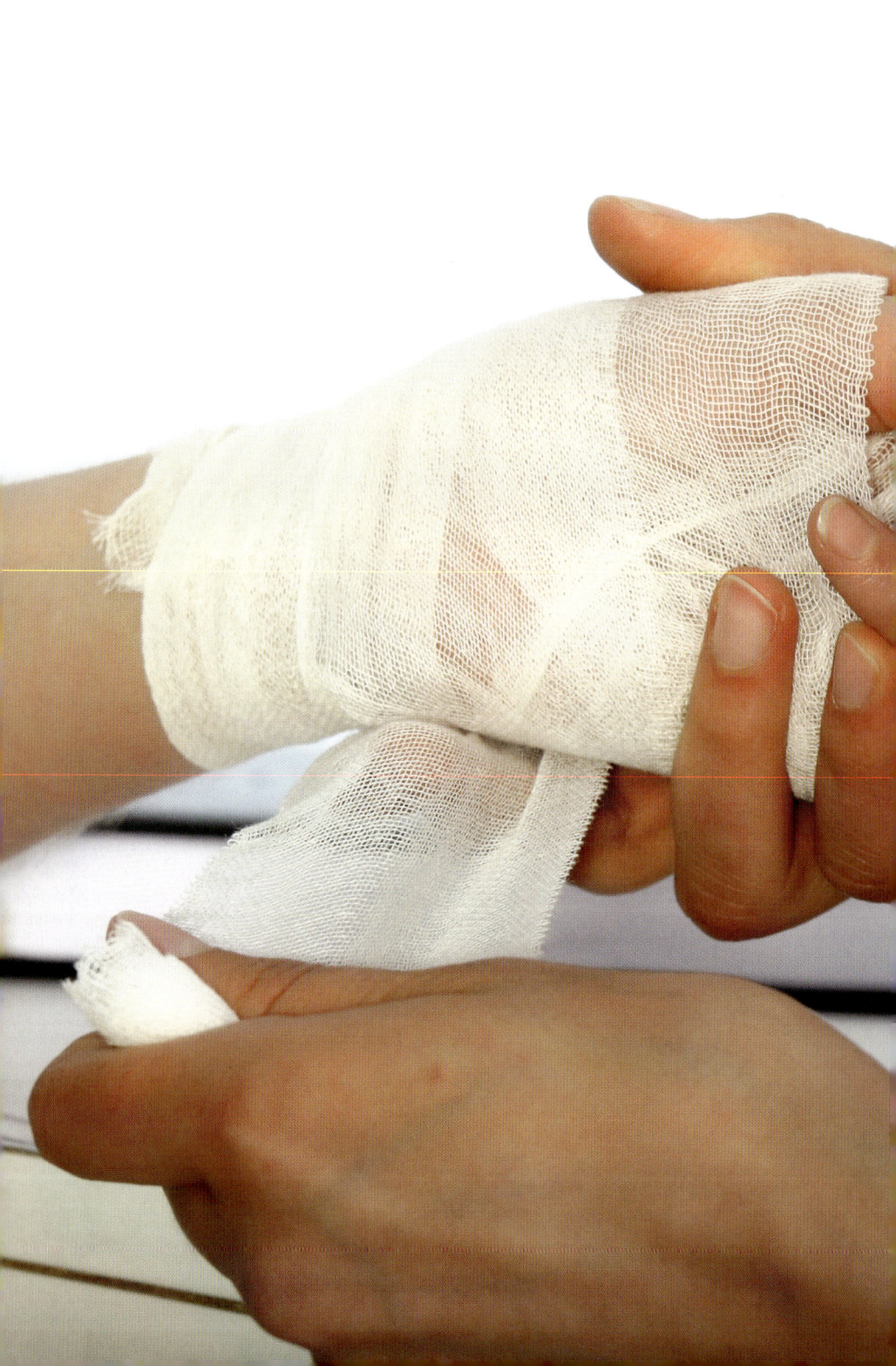

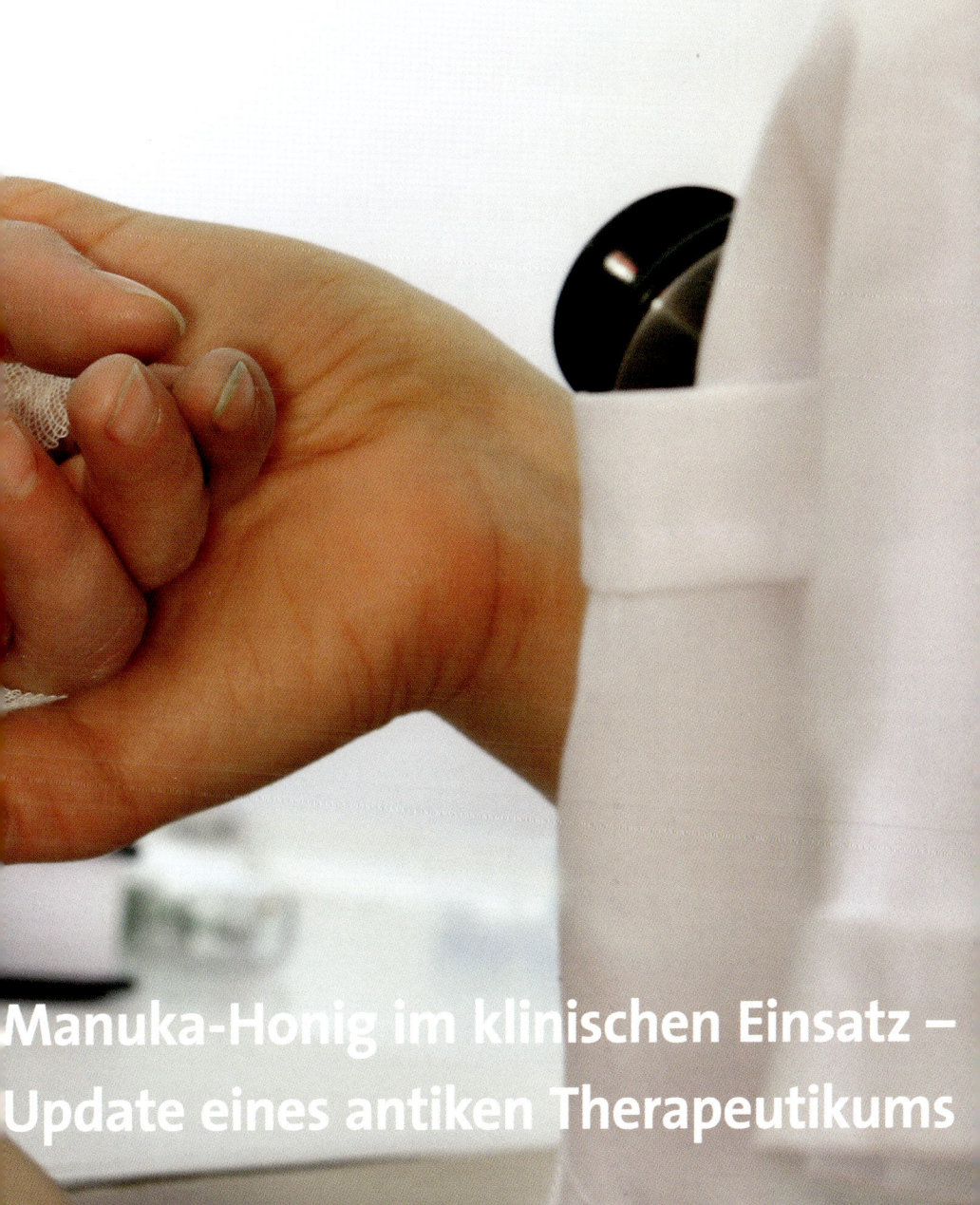

Manuka-Honig im klinischen Einsatz –
Update eines antiken Therapeutikums

Manuka-Honig im klinischen Einsatz – Update eines antiken Therapeutikums

Wenn Sie Krankenhäuser eher aus Arztserien im Fernsehen kennen, haben Sie vielleicht eine etwas romantisch verklärte Sicht auf den Klinikalltag. Tatsächlich stehen Ärzte, Krankenschwestern und Pfleger permanent unter Druck. Kein geregelter Achtstundentag. Oft sind im Wettlauf gegen die Uhr Entscheidungen zu treffen, die nicht mehr korrigiert werden können, aber sowohl gegenüber den Patienten als auch vor deren Angehörigen und den Krankenkassen zu rechtfertigen und sehr zeitaufwendig zu dokumentieren sind. Derart gestresstes Krankenhauspersonal ist dankbar für jede verlässliche Routine, auf die es immer wieder zurückgreifen kann.

Antibiotika waren jahrzehntelang das Mittel der Wahl bei Infektionen, und man konnte sich auf sie verlassen. Wenn eines nicht mehr anschlug, konnte man das nächste ausprobieren. Doch die zu bekämpfenden Erreger entwickelten zunehmend eigene Verteidigungsstrategien, die sie gegenüber den medizinischen Kampfstoffen völlig unempfindlich machten. Manche von ihnen fühlen sich gerade dort besonders wohl und sicher, wo man sie am allerwenigsten gebrauchen kann – in den Hospitälern, denen sie nicht nur ihren Spitznamen »Hospitalkeime«, sondern auch unendlich viele ihrer Opfer verdanken. Da wird ganz schnell aus einem Routineeingriff, der normalerweise nur wenige Tage Krankenhausaufenthalt nach sich zieht, ein Alb-

Wenn Stress zur Routine wird, brauchen Ärzte einen verlässlichen Helfer, der selbst dort eingesetzt werden kann, wo Antibiotika versagen.

traum mit monate- oder gar jahrelangem Martyrium, falls der Patient ihn überhaupt überlebt.

Bereits in meinem Buch »Die Heilkraft des Honigs« konnte ich vom Honigeinsatz in Kliniken berichten. In Deutschland war es besonders die Uniklinik in Bonn mit Dr. Arne Simon und Wundspezialist Kai Santos, die durch den Einsatz eines Medizinproduktes auf Basis von Manuka-Honig die Leiden immunsupprimierter Kinder in der Abteilung Hämatologie/Onkologie deutlich verringern konnte. In den spärlichen Berichten darüber war damals meist davon die Rede, dass an etwa zwei Dutzend Kliniken in Deutschland medizinischer Honig in der Wundversorgung eingesetzt würde. Konkrete Hinweise, um welche Krankenhäuser es sich dabei handelte, fand ich leider nicht. Vielfach entscheiden nicht das Wohl des Patienten oder die erwiesene Wirksamkeit, sondern recht fragwürdige Erstattungskriterien der Krankenkassen über den Einsatz der Mittel. Bis man sich schließlich zur Behandlung mit Honig entschließt, vergeht oft sehr viel Zeit, die mit vergeblichen Versuchen vergeudet wird, Bakterien mit teuren Antibiotika zu bekämpfen, gegen die diese längst resistent sind.

Können Kliniken in Deutschland von den europäischen Nachbarn lernen?

Manuka-Honig bei den Briten

Unser Gesundheitssystem, das wohl eher ein Krankheitssystem ist, funktioniert bedauerlicherweise nicht so wie es von dem im alten China berichtet wird. Dort, heißt es, wurden Ärzte nur dann bezahlt, wenn sie ihre Patienten gesund erhielten. In Großbritannien wird das gesamte Gesundheitswesen vom mächtigen National Health System (NHS) geregelt. Erfreulicherweise wurden dort bereits 2004 Medizinprodukte auf Basis von Manuka-Honig zugelassen. Die Zulassungen stützten sich einerseits auf die unermüdlichen Forschungen von Prof. Rose Cooper und ihren Kollegen an der Universität Cardiff in Wales und andererseits auf Anwendungen in der Klinik. Das Christie Hospital in Manchester, die führende Krebsklinik des Landes, setzte Manuka-Honig schon damals erfolgreich zur Versorgung von Operationswunden ein. Des Weiteren verwendet man dort Manuka-Honig bei Patienten mit Mund- oder Kehlkopfkrebs, aber auch als Mittel gegen Mukositis allgemein, da seine antiinflammatorische Eigenschaft Schleimhautentzündungen, wie sie eine Chemotherapie regelmäßig mit sich bringt, vorbeugt beziehungsweise rasch besänftigt.

Als weiteres Krankenhaus ist das Aintree Hospital in Liverpool hervorzuheben. Hier hat sich besonders Dr. Val Robson in der Honiganwendung verdient gemacht. Im Rahmen ihres Doktorats leitete sie einen Versuch, der vom klinischen Direktor der HNO-Abteilung, Prof. Simon Rogers, unterstützt und von der Forschungs- und Entwicklungsabteilung der Klinik genehmigt wurde. 49 Patienten erklärten sich bereit, an dem Versuch teilzunehmen. Besonderes Augenmerk wurde auf die Reduzierung von MRSA-Infektionen gelegt. Tatsächlich konnte in der Gruppe der Honigbehandelten ein Rückgang um 36 Prozent verzeichnet werden. Das scheint noch ausbaufähig, zusammen mit einem um 25 Prozent kürzerem Krankenhausaufenthalt jedoch sehr ermutigend. Schließlich geht es bei derartigen Forschungsprojekten immer auch um Geld, wobei der Faktor Zeit ja bekanntlich eine nicht zu unterschätzende Rolle spielt.

Val Robson ist ausgebildete Krankenschwester mit Schwerpunkt im Wundmanagement. Ihren Doktorgrad erwarb sie sich im Professional Studies Doktorat. Die Möglichkeit dazu besteht im Vereinigten Königreich seit den 1980er-Jahren und zwar explizit nicht für Universitätstheoretiker, sondern für Praktiker, die ihr diesbezügliches Wissen im täglichen Einsatz am Pati-

Wenn Forschung und praktische Anwendung Hand in Hand arbeiten, profitieren Kliniken, Patienten und Kostenträger gleichermaßen.

enten und nicht nur an der Petrischale im Labor erworben haben. Wobei ich absolut nichts gegen all die Forscher sagen möchte, die die Rätsel der Wissenschaft in endlosen Versuchsanordnungen entschlüsselt haben. Immerhin waren es bislang nicht unbedingt die Mediziner, die die Honigforschung zum Wohle der Patienten vorangetrieben haben, sondern Mikrobiologen und Lebensmittelchemiker wie Rose Cooper, Peter Molan und Thomas Henle. Es ist noch sehr viel Überzeugungsarbeit notwendig, damit es zu einer selbstverständlichen interdisziplinären Zusammenarbeit kommen kann.

Auch dafür liefert Manuka-Honig ein Paradebeispiel. Da arbeiten in einem Einsatzgebiet sämtliche Abteilungen, sprich Inhaltsstoffe, Hand in Hand. Antimikrobiell wirkende Stoffe beseitigen krankmachende Keime und hindern sie daran, weiteren Schaden anzurichten. Antientzündliche Substanzen wirken überschießenden Reaktionen des Organismus entgegen. Die von manchen Patienten berichteten Schmerzen

Besonders in der klinischen Honiganwendung gilt der Grundsatz: »Tue Gutes und rede darüber (mit den Kollegen)!«

> **Honig als Medizinprodukt**
> Viele Ärzte arbeiten ausschließlich mit so genanntem Medizinischem Honig, das heißt mit Manuka-Honigen beziehungsweise Honigmischungen oder Honiggels, die als Medizinprodukt zugelassen sind. Das tun sie aus rein forensischen Überlegungen, also wegen der vermeintlichen Rechtssicherheit, die sie mit der Verwendung zertifizierter Produkte verbinden. Medizinprodukte sind keine Arzneimittel. Sie schließen Hilfsmittel ein wie Verbandstoffe, Gehilfen, Einmalspritzen, Instrumente und Gerätschaften. Medizinischer Honig wurde aufgrund seiner osmotischen Funktion und seiner Gammabestrahlung als Medizinprodukt zugelassen, nicht etwa wegen seiner antibakteriellen oder antientzündlichen Wirkung.

Krankheit und Heilung sind sehr komplexe Vorgänge, bei denen es nicht ausreicht, sich lediglich mit Teilaspekten zu beschäftigen.

nach dem Honigeintrag in die Wunden gehen nicht ursächlich vom Honig aus, sondern rühren daher, dass die Nervenendigungen durch die entzündlichen Prozesse hypersensibilisiert sind und quasi blank liegen. Erhält der Honig ausreichend Gelegenheit, die Entzündung zu beseitigen, verschwinden auch die Schmerzen und es entstehen kaum Narben, da auch die starke Keloidbildung durch entzündliche Prozesse gefördert wird, die die Heilung und somit gesunde Bildung neuen Gewebes verzögern. Der Heilungsprozess wird schließlich von weiteren Inhaltsstoffen des Honigs nachhaltig unterstützt. Die hyperosmotische Wirkung leistet ihrerseits ihren Beitrag zu diesen Vorgängen, damit An- und Abtransport reibungslos funktionieren. Da greift eins ins andere ohne sich gegenseitig zu behindern.

Solange jedoch ein sogenannter Sachverständiger mit einseitigem Fokus auf den Schmerzaspekt die Erstattungsfähigkeit einer Honigbehandlung bei den Kostenträgern beeinflussen kann, ohne dass weder er noch die Entscheidungsträger der Krankenkassen sich mit den komplexen Zusammenhängen wirklich beschäftigt hätten, bedarf es mutiger Pioniere, die trotzdem unbeirrt den einmal beschrittenen Weg fortsetzen. Solche Mut machenden Wegfreimacher gibt es auch in Deutschland.

Vom Betroffenen zum Beteiligten

»Wir verstehen Krankheit nicht als Defekt oder Normabweichung, sondern als ein Ungleichgewicht gegensätzlich wirkender Kräfte.

Anliegen der Anthroposophischen Medizin ist es, bei der Behandlung nicht nur die krankmachenden Kräfte zu unterdrücken beziehungsweise zu verhindern, sondern auch die gesundenden Gegenkräfte anzuregen und zu stärken, um im Organismus wieder einen

Ausgleich herzustellen. Daher lässt sich die Anthroposophische Medizin im Sinne einer komplementären (ergänzenden) Therapiemethode zur konventionellen Schulmedizin anwenden.«

So steht es in einer Informationsschrift, die die Klinik Havelhöhe in Berlin vorstellt, die sich als »Klinik für anthroposophisch erweiterte Heilkunst« versteht.

»Der kranke Mensch steht im Zentrum der Bemühungen aller Mitarbeiter. Als mündiger und mitverantwortlicher Partner beziehen wir ihn in den Behandlungs- und Pflegeprozess ein.« Manuka-Honig mit seinen harmonisch abgestimmten Pro- und Contrakräften liefert sicherlich eine herrliche Metapher für die Philosophie dieses Hospitals.

Beeindruckende Erfahrungen wurden hier insbesondere bei der Behandlung des »diabetischen Fußsyndroms« gesammelt. Oft handelt es sich dabei um einen Zustand, der bereits sehr lange besteht und dessen Problematik ziemlich vielschichtig ist. Die gesamte Infrastruktur in der betroffenen Gegend ist heruntergekommen, die Versorgung ist äußerst mangelhaft, sämtliche Leitungen sind schadhaft oder unterbrochen und es werden auch keine neuen Stränge verlegt. Die Müllabfuhr streikt oder kann zumindest das zu entsorgende Gebiet nicht anfahren. Schmarotzendes Ungeziefer macht sich breit und vermehrt sich ungehindert.

Was sich wie die Beschreibung eines Elendsviertels liest, soll hier lediglich veranschaulichen, wie dringend notwendig ein umfassendes Sanierungskonzept auch in solchen medizinischen Notstandsgebieten ist.

Manuka-Honig hilft nicht nur bei der Reinigung der Wunde, sondern fördert unter anderem auch die Gefäßneubildung, wodurch das ausgehungerte Gewebe wieder normal von innen heraus ernährt werden kann. Zwischenzeitlich erfolgt allerdings überbrückend eine direkte Ernährung durch den Honig, die die Heilungsbestrebungen des Körpers unterstützt.

> Die Klinik Havelhöhe setzt auf Zusammenarbeit zwischen verantwortungsbewussten Ärzten und mündigen Patienten, aber auch zwischen den unterschiedlichen Abteilungen des Hospitals.

Auch in Kombination mit anderen Naturheilmitteln werden in der Berliner Klinik gute Ergebnisse erzielt. So benutzt man zum Beispiel eine 10-prozentige Calendula-Essenz-Lösung zur Wundspülung, ähnlich wie man an der Bonner Universitätsklinik Calendulasalbe für die Randbereiche der honigversorgten Wunden verwendet. Die häufig bei chronischen Wunden auftretenden Mazerationen (Gewebeaufweichungen) werden durch die osmotische Wirkung des Honigs verhindert, wobei allerdings auf regelmäßige Verbandswechsel zu achten ist. Die Hyperkeratosen (übermäßige Hornhautbildung) an den Wundrändern werden regelmäßig abgetragen. Einer ganzheitlichen Sichtweise entsprechend wird in der Klinik Havelhöhe ein Geschwür, eine Wunde nicht nur als lokales Geschehen betrachtet und der Patient nicht bloß als Betroffener, sondern vielmehr als Beteiligter, der in alle Behandlungen aktiv einbezogen wird. Maßnahmen zur inneren Stärkung gehören genauso zum Konzept wie solche zur äußeren Entlastung.

Dr. Roland Zerm, Dr. Matthias Girke und ihre Kollegen arbeiten dabei eng mit anderen klinischen Fakultäten zusammen. So kann man auf der Internetseite der Klinik Havelhöhe folgenden ermutigenden Eintrag unter dem Stichwort »Diabetisches Fußsyndrom« finden:

»Durch die interdisziplinäre Zusammenarbeit des Teams in Verbindung von gängigen Wundversorgungsstrategien mit komplementären Methoden, zu denen zum Beispiel die Wundversorgung mit Manuka-Honig-Auflagen zählt, konnten eine Vielzahl von komplizierten Wunden zur Heilung gebracht werden.

Durch unsere Erfahrung und unsere Zusammenarbeit mit der chirurgischen Abteilung unseres Hauses, der interventionellen Radiologie (Prof. Duda), dem Gefäßzentrum am Hubertus Krankenhaus, einer Podologin (medizinischen Fußpflegerin) und einem orthopädischen Schuhmachermeister konnte bei zahl-

Ihre Gesundheit sollten Sie durchaus persönlich nehmen.

reichen Patienten mit Diabetes eine Amputation im Unterschenkel- oder Oberschenkelbereich (Majoramputation) verhindert werden.«

Einige Fälle wurden fotodokumentiert, und man kann sich beim Betrachten der Bilder lebhaft vorstellen, welche große Erleichterung und Freude die Menschen erfuhren, wenn ihnen nicht nur der Verlust ihrer Gliedmaßen erspart blieb, sondern darüber hinaus die Wundkrater, die in manchen Fällen einen freien Blick auf die Sehnen ermöglicht hatten, wieder vollständig geschlossen waren.

Amputationen wurden durch den Einsatz von Manuka-Honig verhindert.

Bemerkenswert ist zudem, dass in dieser anthroposophischen Klinik nicht, wie in den meisten Krankenhäusern, die mit Honig arbeiten, mit einem Medizinprodukt vom Typ »Medihoney« behandelt wird, sondern mit einem handelsüblichen Manuka-Speisehonig MGO100[+]. Die Ethikkommission der Klinik hat sich dies genehmigt, und die bisherige Praxiserfahrung hat diese Vorgehensweise absolut gerechtfertigt. Das Argument, dass durch eine Gammabestrahlung die Wirkung nicht gemindert, die Gefahr einer Clostridieninfektion durch eventuell im Rohhonig verborgene Sporen jedoch verhindert wird, könne man getrost vernachlässigen, da es offenbar weltweit keine dokumentierten Fälle von Botulismus oder Wundbrand durch

Alginate als Helfer des Manuka-Honigs

Alginate, zum Beispiel Calciumalginat aus Braunalgen, eignen sich in Kombination mit Manuka-Honig sehr gut für Wundverbände, da sie mit dem Wundsekret reagieren und durch Ionenaustausch aufquellen. Natrium-Ionen aus dem Wundexsudat werden gegen Calcium-Ionen ausgetauscht, sodass ein Gel gebildet wird, welches, wie der Honig, sowohl die Wunde feucht hält als auch ein Verkleben des Verbandsmaterial mit der Wunde verhindert.

> Manuka-Honig
> MGO100⁺ ist für die
> meisten äußerlichen
> Einsätze völlig
> ausreichend.

Honig zu geben scheint. Selbst solche gefährlichen Erreger können die antibakteriellen Mechanismen von aktivem Manuka-Honig kaum überwinden. Der wirtschaftliche Aspekt hierbei ist ebenfalls nicht unerheblich, wenn wegen eines quasi nicht vorhandenen Risikos mehr als das Zehnfache gezahlt werden soll.

Kurzfristig kam in der Berliner Klinik ein Manuka-Honig MGO400⁺ zum Einsatz, jedoch konnte damit keine wesentliche Verbesserung oder Beschleunigung des Heilungsprozesses bewirkt werden. Allerdings verursachte der höhere Methylglyoxalgehalt bei einigen Patienten stärkere Schmerzen. Das waren klare Argumente, wieder den bewährten Manuka-Honig MGO100⁺ einzusetzen. Sicher, wirkungsvoll und preiswert zugleich.

Manuka-Honig – vielseitig und anpassungsfähig

Neben seinem Einsatz in chronisch infizierten Wunden verblüfft Honig immer wieder durch seine Vielseitigkeit. Die vorgenannte Wundspezialistin Val Robson konnte mit medizinischem Honig zum Beispiel ziemlich vielversprechende Ergebnisse bei strahlengeschädigtem Gewebe erzielen. Eine Studie aus Ottawa, Kanada, die durch ähnliche Ergebnisse aus Sydney, Australien, gestützt wird, belegt, dass Manuka-Honig geeignet ist, selbst eine chronische *Rhinosinusitis*, die durch einen sogenannten Biofilm unterhalten wird, zu beseitigen. Während der Honig *Staphylococcus aureus* sowohl in der antibiotikaempfindlichen (MSSA) als auch in der antibiotikaresistenten Version (MRSA) und *Pseudomonas aeruginosa* (PA) im planktonischen (frei schwimmenden) Zustand in vitro zu 100 Prozent abtötet, waren es bei den im Biofilm eingebundenen Bakterien immerhin noch 82 Prozent bei MSSA, 63 Prozent bei MRSA und erstaunliche 91 Prozent bei PA.

Wie der Honig das schafft, ist nach wie vor nicht endgültig entschlüsselt. Ein beobachtetes Phänomen ist ein Verhindern der Anhaftung von Bakterien- an Wirtszellenproteine. Dies macht sowohl ein Eindringen von Infektionserregern als auch deren Zusammenrottung in Biofilmen schwierig bis unmöglich. Ebenso wurde beobachtet, dass die Zellteilung der Bakterien offensichtlich vereitelt wurde, denn man fand übergroße Zellen, die zwar bereits ein Septum enthielten, sich aber nicht mehr zu teilen vermochten, was auf eine genetische Wirkung des Honigs schließen lässt. Die Forscher sind allerdings davon überzeugt, dass weder der Zucker noch das Methyglyoxal dafür verantwortlich sind. Ich persönlich finde das wunderbar, denn ich bin ohnehin der Meinung, dass wir keine Einzelwirkstoffe isolieren sollten, womöglich um sie dann synthetisch nachzubauen und zu patentieren.

Bereits im Jahr 2002 hallte eine Meldung durch die britischen Medien, die versprach, dass Manuka-Honig den gefürchteten Hospitalkeimen, die allein in Großbritannien jährlich bis zu 20 000 Todesopfer fordern, den Stachel zu nehmen vermag. Während Forscher wie Rose Cooper und Kollegen in der Zurückgezogenheit ihrer Labore weiterforschen, stellen antibiotikaresistente Erreger eine tickende Zeitbombe dar, die Millionen von Menschen bedroht. Seit 1980 wurde keine neue Klasse von Antibiotika entdeckt, und die zur Verfügung stehenden Antibiotika werden zusehends wirkungslos. Zuweilen werden die Stimmen wieder lauter, die eine zurückhaltendere Verordnungspraxis bei diesen Mitteln fordern. Prof. Liz Harry von der University of Technology in Sydney bescheinigt Manuka-Honig nicht nur eine hervorragende antimikrobielle Wirkung, sondern darüber hinaus die Fähigkeit, Bakterien einschließlich MRSA emp-

Selbst antibiotikaresistente Keime in Biofilmen entkommen nicht den genialen Wirkmechanismen des Manuka-Honigs.

fänglich für Antibiotika zu machen, bei gleichzeitiger Gabe eine Resistenzbildung zu verhindern und sogar bereits resistente Bakterien wieder für das Antibiotikum empfindlich zu machen.

Prof. Harry führt dazu aus: »Wir konnten im Labor zeigen, dass Bakterien keine Resistenzen gegenüber Honig bilden. Andererseits fanden wir ebenso heraus, dass MRSA, dieser Superkeim, wenn wir ihn lediglich mit dem Antibiotikum Rifampicin behandelten, sehr schnell resistent dagegen wurde. Benutzten wir jedoch eine Kombination aus Rifampicin und Manuka-Honig, traten keine rifampicinresistenten MRSA auf. In anderen Worten, der Honig verhinderte auf irgendeine Weise das Auftreten von rifampicinresistenten MRSA – eine ungeheuer wichtige Entdeckung.« Dr. Harry fügte hinzu: »Mit der Existenz von Bakterien, die gegen alle verfügbaren Antibiotika resistent sind, und der Nichtexistenz neuer Antibiotika auf dem Markt, sollte Manuka-Honig das Mittel der ersten Wahl sein und nicht wie so oft erst der letzte Versuch.«

> Es ist höchste Zeit, Manuka-Honig als Mittel der ersten Wahl anzuwenden.

Das kann ich nur dick unterstreichen, und wenn ihr Arzt nicht von selbst darauf kommen sollte, geben sie ihm ruhig die nötigen Hinweise.

Auf zwei gesunden Beinen zur Bucht der Fülle

2009 ließ es sich der Amerikaner Tom Lloyd nicht nehmen, das Land und die Leute zu besuchen, denen er es zu verdanken hatte, dass er noch seine beiden Beine besaß. Als Empfänger einer transplantierten Niere wurde sein Immunsystem routinemäßig supprimiert, um ein Abstoßen des fremden Gewebes zu verhindern. Diese Standardprozedur birgt jedoch stets die Gefahr von Infektionen. Mr. Lloyd infizierte sich im Dezember 2007 mit einem überaus seltenen Hefepilz. Damals waren nur 27 solcher Fälle bekannt. Die Infektion erstreckte sich bereits bis zum Liquor des Rückenmarks, da die aggressiven Antibiotika nicht zu wirken schienen, und die Situation erschien aussichtslos. Die New Yorker Ärzte waren zwar in der Lage, die Ausbreitung der Infektion aufzuhalten, ohne dass eine Dialyse erforderlich wurde, aber eine riesige wunde Stelle am rechten Bein wollte einfach nicht heilen. »Das Bein war geschwollen, gelb und grün und eine offene Wunde erstreckte sich von meinem Knöchel bis zum Knie«, erinnert sich Tom Lloyd, »wenn Sie die Bilder sehen würden, fragten Sie sich, wie das Bein überhaupt erhalten werden konnte.« Die Ärzte eröffneten dem damals 68-Jährigen, sie müssten entweder sein Bein amputieren oder aber zumindest die abgestorbene Haut herausschneiden und durch frische von anderen Körperpartien ersetzen. Da meldete sich eine Krankenschwester zu Wort und schlug vor, es mit Medihoney-Wundauflagen zu versuchen. Das sind mit Manuka-Honig getränkte Braunalgenverbände, die seinerzeit gerade eine Zulassung von der US Food and Drug Administration (FDA) erhalten hatten. »Großartig, lasst uns irgendwas

Wenn aus Verzweiflung tiefe Überzeugung und Dankbarkeit erwächst, dann war vielleicht Manuka-Honig im Spiel.

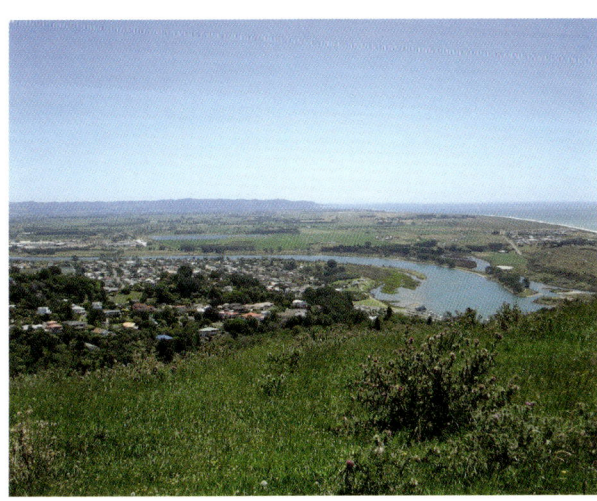

Bay of Plenty

versuchen,« meinte der verzweifelte Patient. Und tatsächlich, innerhalb von zwei Wochen vollbrachte dieses natürliche Heilmittel etwas, was mit konventioneller Medizin über zwei Monate nicht gelang.

Mit seiner Frau Sally auf einem Kreuzfahrtschiff in Tauranga, Neuseeland, angekommen, besuchte er seine »Wunderheiler«, die Hersteller der Manuka-Honig-Wundauflagen, die ihm aus einer hoffnungslosen Lage heraus zu neuer Lebensfülle verholfen hatten, in der Bay of Plenty, der Bucht der Fülle.

Die Heldin in dieser ergreifenden Geschichte ist für mich die namenlose Krankenschwester, die sich traute, den entscheidenden Hinweis auf eine Möglichkeit zu geben, die von einem Team ratloser Vollblutmediziner wahrscheinlich niemals erwogen worden wäre.

Auch Vierbeiner profitieren von der Heilkraft des Manuka-Honigs

Lady, eine achtjährige Schäferhündin aus Cornwall, wurde aus einem brennenden Haus gezogen, nachdem sie unter herabstürzende Deckenteile geraten war und sich dabei großflächige Verbrennungen zugezogen hatte. Im Cornwall Animal Hospital wurde sie von Tierärztin Amanda Manley mit Manuka-Honig-Wundauflagen behandelt. Die Therapie zog sich über einige Monate hin und der Verband wurde dabei mehrmals wöchentlich gewechselt. Die Behandlung verlief erfolgreich und Ladys Besitzer Cyril Bond (77) war überglücklich. Amanda Manley kommentierte den Behandlungserfolg mit der für Wissenschaftler üblichen Zurückhaltung: »Ich würde gern behaupten, dass es nur am Honig lag, aber um das genau beurteilen zu können, muss es sicher wissenschaftlich kontrolliert werden. Ich bin jedoch beeindruckt und würde es jederzeit wieder tun.«

Der Behandlungserfolg lässt Veterinärin zur Wiederholungstäterin werden.

Es erstaunt mich immer wieder, wie wenig manche Ärzte ihrem eigenen Urteilsvermögen trauen. Selbst die, die den Erfolg ihrer Honigbehandlung tagtäglich beobachten, beklagen die dürftige Evidenzlage, also die Tatsache, dass es kaum streng wissenschaftliche Studien über Wundbehandlungen mit Honig gibt und erst recht keine Metaanalysen, die mehrere unabhängige Studien miteinander vergleichen würden. Das soll allerdings auch auf konventionelle Wundverbände zutreffen. Solche Studien dienen vornehmlich der Rechtfertigung gegenüber Kollegen und Kostenträgern. Letztendlich zählt jedoch nur die Verantwortung gegenüber den Patienten und der Behandlungserfolg.

Dr. Karol Mathews vom Ontario Veterinary College in Kanada berichtet in einem kurzen Film im Internet davon, wie sie Honigverbände bei Wunden und Verbrennungen bei Tieren einsetzt. Sie beweist dabei eine hervorragende Kenntnis der Materie und spricht über die antibakteriellen, antimykotischen und heilungsfördernden Eigenschaften des Honigs. Eindrucksvoll zeigt sie, wie sich beim ersten Verbandswechsel Verunreinigungen und abgestorbenes Gewebe schmerzfrei ablösen und die so gesäuberte Wunde ungehindert heilen kann. Dr. Mathews verwendet sowohl speziell für medizinische Zwecke gewonnenen Honig von einem lokalen Imker als auch Manuka-Honig-Wundauflagen. Der Honig des kanadischen Imkers wird nur behutsam gefiltert und auf keinen Fall erhitzt, zum Beispiel um seine Fließeigenschaft zu verbessern, aber er wird nicht bestrahlt. Nur in rohem, kalt verarbeitetem Honig bleiben die wertvollen Enzyme erhalten.

Auch Tiere schätzen es, wenn ein Verbandswechsel schmerzfrei und ohne zusätzliche Wundreinigung vonstatten geht.

Um in den Genuss einer heilsamen Anwendung von Manuka-Honig zu gelangen, müssen Sie oder Ihr Tier jedoch nicht unbedingt eine Klinik aufsuchen. Vieles können Sie daheim, eventuell unter ärztlicher Aufsicht, selbst anwenden. Das folgende Kapitel gibt Ihnen dazu entsprechende Anregungen.

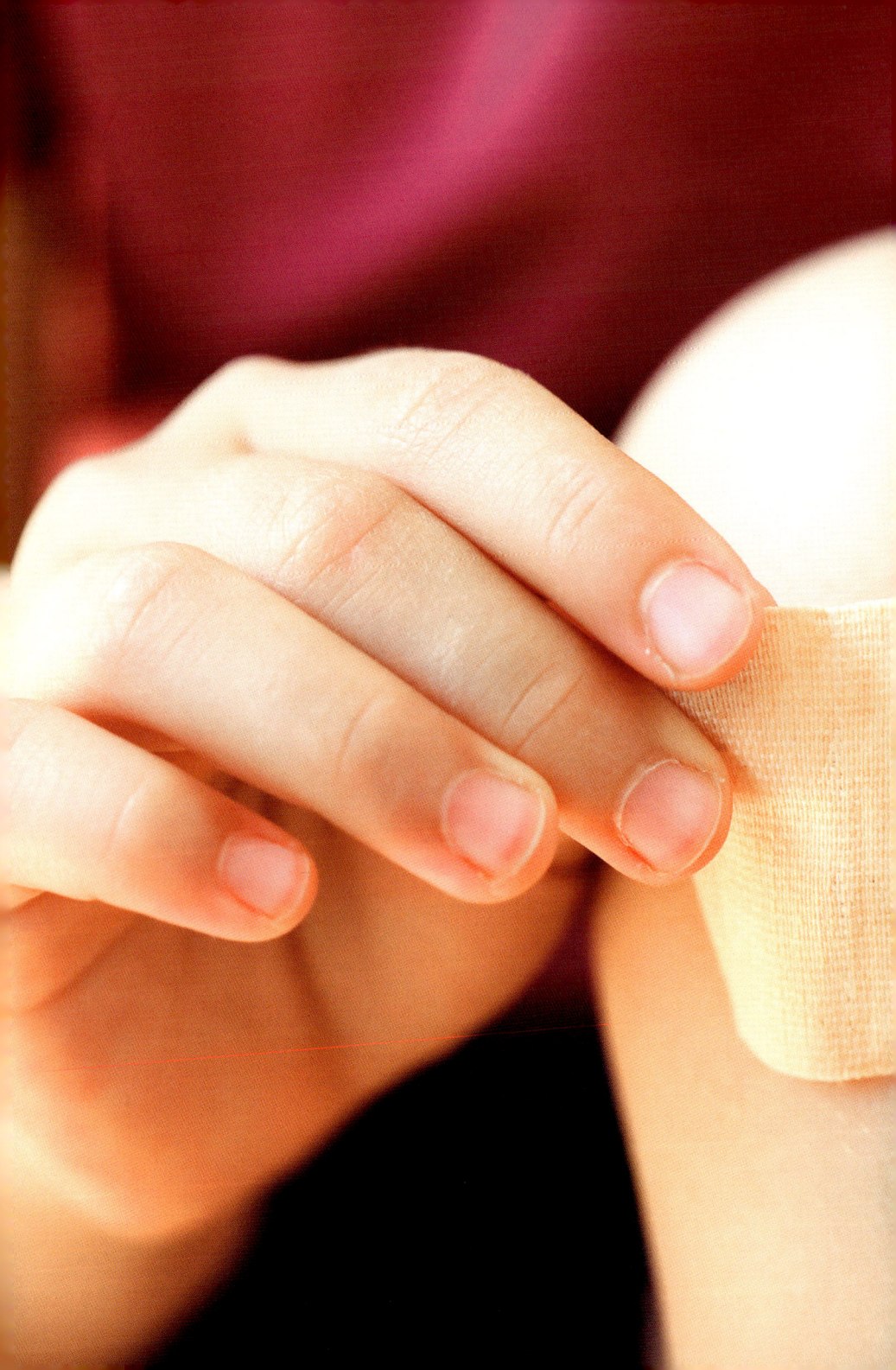

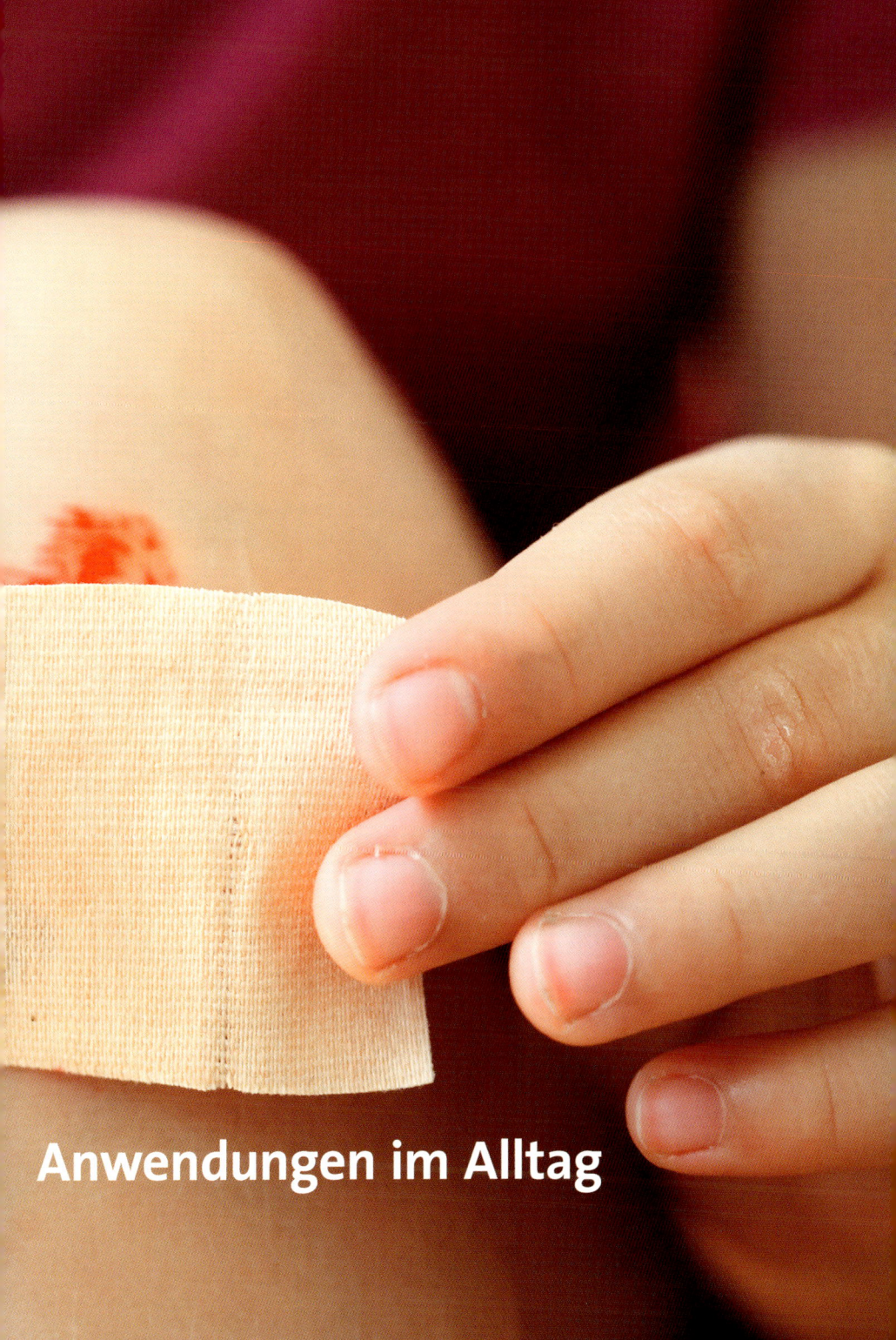

Anwendungen im Alltag

Anwendungen im Alltag

Falls Sie bereits mein Buch »Die Heilkraft des Honigs« gelesen haben oder Sie sich mit Honig ohnehin gut auskennen, wissen Sie, dass es eine Vielzahl verschiedener Honige gibt, die sich genauso vielfältig im Dienste Ihrer Gesundheit einsetzen lassen. Dass Manuka-Honig hierbei eine Sonderstellung einnimmt, lässt sich nicht nur am entsprechend hohen Preis ablesen. Hierbei gilt es jedoch auch abzuwägen, inwiefern ein Manuka-Honig mit geringerem Aktivitätsgrad und erheblich niedrigerem finanziellem Aufwand für die jeweilige Indikation ausreichend ist. Als Faustregel gilt hierbei: Je stärker eine Wunde infiziert ist, desto stärker sollte der gewählte Manuka-Honig sein. Einen weiteren Hinweis auf die zu wählende Stärke liefert der zu erwartende Grad der Verdünnung etwa durch Wundexsudat beziehungsweise Flüssigkeit im Verdauungstrakt. Meistens kommen Sie jedoch äußerlich mit MGO100$^+$ und innerlich mit MGO400$^+$ oder sogar mit MGO250$^+$ aus.

Natürlich können Sie Manuka-Honig, so wie jeden anderen Honig, täglich genießen und medizinisch einsetzen. Bei meinen Anwendungsbeispielen werde ich mich jedoch im Wesentlichen auf Situationen beschränken, in denen Manuka-Honig seine besonderen Eigenschaften bereits vielfach unter Beweis gestellt hat. Grob unterscheiden wir dabei die äußerliche und die innerliche Anwendung. Bei äußerlicher Verwendung scheint die gleichzeitige Einnahme den Heilerfolg noch zu verstärken.

Andere Honige lassen sich ebenfalls medizinisch einsetzen, Manuka-Honig häufig mit größerem Erfolg.

Äußerlich – Manuka-Honig in aller Wunde

Wunden

Die Ursachen für Wunden können sehr unterschiedlich sein, und ich möchte hier weder den Eindruck erwecken, dass Sie – unabhängig von den Ausmaßen einer Schädigung – nur Honig auftragen müssen, und alles wird gut, noch dass es sich dabei um ein Mittel handelt, das lediglich für die Versorgung kleinerer Verletzungen geeignet ist. Die Tatsache, dass Honig und Honigaufbereitungen erfolgreich in Feldlazaretten eingesetzt wurden, belegt wohl recht eindrucksvoll, dass es sich um ein umfassend zur Wundversorgung einsetzbares Mittel handelt. Schließlich ging es bei den Kriegsverwundungen nicht nur um unscheinbare Schrammen. Einen Arzt oder anderen Therapeuten bei der Behandlung zu Rate zu ziehen, ist sicher in vielen Fällen angebracht. Wenn es gelingen sollte, medizinisches Fachpersonal von der Heilwirkung des Honigs zu überzeugen, würde dies allen Beteiligten zugutekommen. Der Honig käme mit größter

Honig hilft nicht nur bei Bagatellverletzungen. Selbstbehandlung hat jedoch ihre Grenzen. Suchen Sie die Unterstützung von medizinischem Fachpersonal.

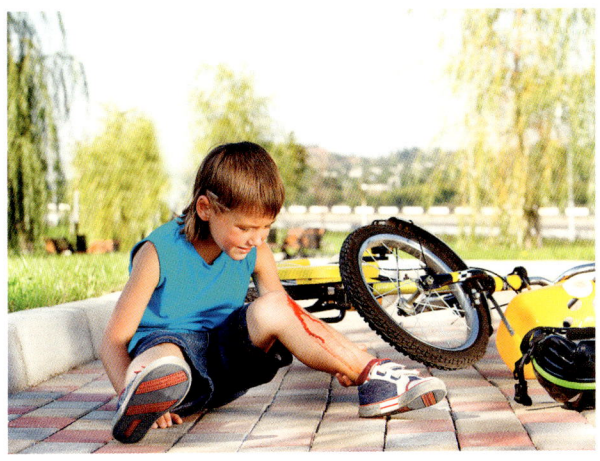

Kleine Wunden sind schnell entstanden

Selbstverständlichkeit zum Einsatz, ohne vorher wochen-, monate- oder gar jahrelang mit anderen Mitteln herum zu experimentieren, vielleicht um irgendwelchen fragwürdigen Erstattungskriterien der Krankenkassen zu entsprechen. Versuchen Sie, mit den Entscheidungsträgern im Gesundheitswesen zusammenzuarbeiten, lassen Sie sich aber nicht Ihre Verantwortung abkaufen.

Bei kleineren, frischen Verletzungen oder Hautabschürfungen reicht sicher ein Manuka-Honig in der Stärke MGO100$^+$. Der Honig wird eine Infektion der Wunde von vornherein verhindern und für eine beschleunigte Heilung sorgen. Ein anfängliches Brennen nach dem Auftragen des Honigs wird bald einer schmerzlindernden Wirkung weichen. Das trifft zumindest bei den meisten Patienten zu. Zwar hält sich hartnäckig die Ansicht, dass man an eine Wunde Luft heran lassen sollte, jedoch ist ein Verband in den meisten Fällen ratsam. Bei kleineren Verletzungen mag ein einfaches Pflaster genügen. Verunreinigungen der Wunde können mit geeigneten Mitteln vor dem Honigauftrag entfernt werden. Die hierbei angewendeten Methoden können von Ausspülen mit einfacher Kochsalzlösung oder Desinfektionsmitteln bis hin zu mechanischem Reinigen mittels Gaze oder einer unbenutzten Zahnbürste reichen. Der Honigverband hat jedoch selbst einen Reinigungseffekt. Eventuell vorhandene Verunreinigungen werden mit dem Verbandswechsel automatisch entfernt. Darum kann in vielen Fällen auf eine schmerzhafte Reinigungsprozedur verzichtet werden.

Oft ist bereits jede Berührung einer Wunde sehr schmerzhaft. Da kann es schon entscheidend sein, ob man den Honig direkt aufträgt oder aber ein zuvor mit Honig bestrichenes beziehungsweise imprägniertes Verbandsmaterial auf die Wundfläche aufbringt. Eventuell können Sie auch einen bereits vorbereiteten

Ärzte und Patienten können gemeinsam für eine größere Akzeptanz wirksamer Naturheilmittel sorgen, auch gegen den Widerstand der Pharmaindustrie.

Fertigverband verwenden. Unweigerlich kommt natürlich die Frage nach verbindlichen Mengenangaben, auf die ich ehrlich gesagt ungern eingehe. Manches muss man einfach ganz individuell ausprobieren. Aber die sonst eher fragwürdige Aussage: »Viel hilft viel«, scheint hier durchaus zutreffend. Also, lieber klotzen, nicht kleckern. Will sagen: Gehen Sie nicht allzu sparsam mit dem Honig um. Dabei gilt es, verschiedene Faktoren zu berücksichtigen. Der Honig sollte die gesamte Wundfläche bedecken. Bedenken Sie dabei, dass eine zerklüftete Verletzung mit unregelmäßigen Vertiefungen und Hohlräumen eine wesentlich größere Fläche darstellt als eine Läsion, die sich lediglich in den oberen Hautschichten abspielt. Entsprechend größer ist die erforderliche Honigmenge. Besonders wichtig wird die ausreichende Menge bei infizierten Wunden, da es dann erst recht darauf ankommt, die Wirkstoffe auch in den letzten Winkel einzubringen, um so den Erregern kein Entkommen zu ermöglichen.

Man füllt also sämtliche Vertiefungen und Wundhöhlen mit Honig auf, bevor man den Honigverband auflegt. Gerade bei solchen tiefen Wunden ist es unerlässlich, dass man ein feuchtes Wundklima schafft, weil es sonst zwar zu einem oberflächlichen Wundverschluss kommt, eine nachhaltige Heilung aus der Tiefe heraus jedoch verhindert wird. In Anweisungen über Wundmanagement fand ich die griffige Aussage: »Zellen fliegen nicht, sie schwimmen.« Das trifft sowohl auf die Abwehrzellen zu, die die Wundreinigung bewirken, als auch auf die Granulations- und Epithelzellen, die für einen Wundverschluss mit funktionstüchtigem Gewebe sorgen.

Manuka-Honig weist hier deutliche Vorzüge gegenüber den sonst gebräuchlichen Mitteln auf. Ein entscheidender Aspekt ist der, dass er sich auch zum Einsatz in infizierten Wunden eignet, was die anderen Mittel nicht zulassen. Gegenüber anderen Honigen be-

> **Wenden Sie Manuka-Honig ruhig großzügig an.**

> **»Zellen fliegen nicht, sie schwimmen.« Ein feuchtes Wundklima sorgt für einen reibungslosen Heilungsprozess. Manuka-Honig sorgt für beides.**

sitzt er den Vorteil, dass sein antimikrobieller Hauptwirkstoff Methyglyoxal keinen Sauerstoff benötigt, um zu funktionieren. Das bedeutet, dass er sowohl in tiefen Wunden als auch unter dichten Verbänden wirksam bleibt. Als Abdeckmaterial eignen sich die meisten handelsüblichen Verbandstoffe. Wenn Sie bereits lange Zeit nicht heilende, offene Stellen an den Beinen, Füßen oder sonst wo zu versorgen hatten, so werden Sie sicher einen Vorrat an Verbandsmaterialien haben, die Sie auch für den Honig verwenden können. Allerdings könnte es durchaus sein, dass Sie in Zukunft deutlich weniger davon brauchen werden. Ein Anhaltswert für den Honigbedarf ist etwa 20 Milliliter (25 bis 30 Gramm) für eine 10 x 10 Zentimeter große Fläche plus die Menge, die zum Auffüllen von Vertiefungen benötigt wird. Der Honig sollte auch über die Wundränder hinaus aufgetragen werden. Während herkömmliche Antiseptika gesundes Gewebe angreifen und schädigen können, bewirkt der Honig eher das Gegenteil. Gesunde Zellen werden ernährt, und man kann sogar beobachten, wie sie von den Rändern her und aus der Tiefe in den Wundkrater hineinwachsen und diesen mit gesundem und funktionstüchtigem Gewebe verschließen. Der Honig bildet an den Wundrändern überdies eine natürliche Barriere, die das Eindringen von Keimen verhindert.

Honig vereinigt die Wirkung vieler Mittel in einem.

Auf die erste Schicht (Honig und Gaze) sollte eine weitere Lage Verbandsmaterial aufgebracht werden. Diese dient natürlich auch dem Schutz des verletzten Gewebes, aber genauso dem Schutz Ihrer Kleidung, zumal Honig schon eine recht klebrige Angelegenheit sein kann. Ein wasserdichtes Material ist hierbei einem saugfähigen Material vorzuziehen. Stark saugender Verbandstoff würde den Honig nur von der Wunde abziehen. Ein dichter Verband sorgt dafür, dass der Honig an seiner beabsichtigten Wirkungsstätte verbleibt. Da Manuka-Honig auch unter Luftabschluss seine Effektivität nicht einbüßt, ist er für diesen Einsatz wie geschaffen. Die Konsistenz von Honig ist unter anderem von seinen Zuckergehalten, aber auch von der Temperatur abhängig. Damit sich Honig wie eine Salbe auftragen lässt, wurde er früher gern zum Beispiel mit Lebertran geschmeidig gemacht. Das Fertigpräparat L-Mesitran, das von Theo Postmes entwickelt wurde, basiert auf dieser Kombination. Manuka-Honig lässt sich am besten verarbeiten, wenn er durch Erwärmung auf Körpertemperatur geschmeidig gemacht wurde. Das Enzym Glucose-Oxidase, in anderen Honigen hauptverantwortlich für deren antibakterielle Wirkung, ist äußerst empfindlich gegen Wärme- und Lichteinwirkung und funktioniert nur bei Anwesenheit von Sauerstoff und Wasser. Die Reaktion wird zudem durch die im Gewebe und im Honig vorhandene Katalase abgebremst bis neutralisiert. Normaler Honig eignet sich also nur eingeschränkt zur Wundversorgung, nicht in sehr tiefen Wunden, nicht unter Luftabschluss. Stark nässende Wunden verdünnen ihn unter Umständen so stark, dass seine Wirkung nicht mehr ausreicht. Aktiven Manuka-Honig müssen Sie nicht besonders behutsam lagern, da er auch Erhitzung ohne nennenswerte Effektivitätseinbußen übersteht. Der antimikrobielle Wirkmechanismus muss nicht erst durch eine Reaktion mit Wasser scharf geschaltet werden, sondern er funktioniert sowohl völlig unverdünnt als auch noch unter sehr starker Verdünnung.

Manuka-Honig ist unter schwierigeren Bedingungen einsetzbar und weniger empfindlich als andere Honige.

Dass Manuka-Honig unter besonders schwierigen Bedingungen und bei bestimmten Erregern einfach besser ist als ein anderer Blüten- oder Honigtauhonig, sollte uns nicht veranlassen, den Wert dieser Honige zu schmälern. Erstens gibt es Fälle, in denen man auch mit diesen ans gewünschte Ziel kommt, und zweitens gibt es durchaus Keime, bei denen andere Honige mehr ausrichten als Manuka-Honig. Wir dürfen keinesfalls Honig nur auf einen einzelnen Wirkstoff reduzieren. Für die insgesamt positive Wirkung ist das Zusammenspiel verschiedenster Inhaltsstoffe verantwortlich. So ist auch ein zusätzlicher Synergieeffekt denkbar, der sich aus einer Mischung eines Glucose-Oxidase-haltigen Honigs mit aktivem Manuka-Honig und dem darin enthaltenen Methylglyoxal ergibt. Ein gebräuchliches, zugelassenes Medizinprodukt auf Honigbasis wurde nach diesem Prinzip gemischt. Was diese Produkte ebenfalls auszeichnet, ist, neben dem bis zu 20-fachen Preis gegenüber einem handelsüblichen Manuka-Honig und einer Gammabestrahlung, die praktische Verpackung in Tubenform. Sie lassen sich so mühelos auch in tiefe Wunden einbringen, ohne dass man mit einem Spatel schmerzhafte Berührungen verursacht. Das ist bei bestimmten Läsionen besonders unangenehm, zum Beispiel bei Verbrennungen.

Verbrennungen

Von Verbrennungen sprechen wir, wenn durch Hitze- oder Feuereinwirkung eine oder mehrere Hautschichten nachhaltig geschädigt wurden. Je nachdem, wie tief das Gewebe zerstört wurde und wie groß das betroffene Areal ist, unterscheidet man verschiedene Schweregrade. Die Gefahr einer Infektion ist bei Verbrennungen ungleich höher als bei sonstigen Verletzungen, da die natürlichen Schutzmechanismen der Haut völlig außer Kraft gesetzt sind. Bei Erste-Hilfe-Maßnahmen wird in der Regel ein mehr oder weniger ausgiebiges Kühlen in beziehungsweise unter kaltem Wasser angeraten. Es gibt jedoch Hinweise darauf, dass dadurch die Bildung von Brandblasen gefördert wird, was den Heilungsprozess gegebenenfalls verzögern kann.

Die sofortige Honiganwendung bietet hier klare Vorzüge auch gegenüber herkömmlichen Mitteln. Honig verhindert die Besiedelung durch pathogene Keime. Zerstörtes Gewebe wird schnell abgetragen, und der Aufbau der neuen Hautschicht wird zügig vorangetrie-

Verbrennungen beeinträchtigen die Schutzfunktion unserer Haut ziemlich massiv.

ben. Falls Hauttransplantationen überhaupt erforderlich sein sollten, schafft der Honig ein optimales Bett, auf dem das verpflanzte Gewebe problemlos anwächst. Manuka-Honig ist auch diesmal wieder besonders geeignet, da er sicher gegen Infektionen wirkt, und zwar auch bei sehr starker Verdünnung, mit der wir bei Verbrennungen verstärkt rechnen müssen, da diese Verletzungen sehr zum Nässen neigen. Außerdem wird das ohnehin erheblich gereizte Gewebe nicht zusätzlich durch ätzendes Wasserstoffperoxid irritiert. Der Honig hat stattdessen einen kühlenden und schmerzlindernden Effekt.

Wenn die Möglichkeit besteht, den Honig auf die Verbrennung aufzubringen, ohne dass er aus dem Wundgebiet herausläuft, kann man zeitweilig auf einen Verband verzichten. Das werden Sie als Patient sicher angenehm finden, zumal jede Berührung, jedes Scheuern mit großen Schmerzen einhergehen kann. Dabei sollte sichergestellt sein, dass es nicht zu Verunreinigungen kommt. Das könnte bedeuten, dass Ihnen in den ersten Tagen strenge Bettruhe in einer sehr sauberen Umgebung verordnet wird. Natürlich hängt das vom Ausmaß der Verbrennungen ab. Eine schwere Verbrennung ist niemals eine Bagatelle. Sie stellt eine enorme

Machen Sie es dem Honig etwas leichter, indem Sie auf hygienische Sauberkeit achten.

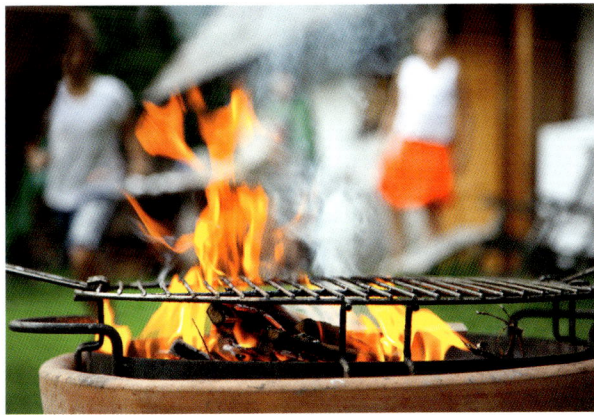

Manuka-Honig hat bei Verbrennungen einen kühlenden und schmerzlindernden Effekt

Belastung für den Organismus dar. Nicht nur, dass ein Teil unseres Schutzschildes zerstört wurde, auch die Atmung und die Entgiftung über die Haut sind eingeschränkt. Seine Kräfte für die Wiederherstellung des Normalzustandes zu schonen, ist absolut notwendig.

Die Verwendung sterilen Verbandsmaterials versteht sich von selbst. Da bei Verwendung des Honigs nach kurzer Zeit eine schmerzlindernde Wirkung eintritt, dürfte das Anlegen des Verbandes auch nicht allzu unangenehm sein. Wir begegnen in heißen Regionen, in den wärmeren Jahreszeiten und in nicht ganz so sauberer Umgebung dem Bedenken, dass der Honig manchen Gourmet aus dem Insektenreich anlocken könnte und so unliebsame Gäste in die Wunde eingeschleppt werden könnten. Hier gebietet sich selbstverständlich ein dichter Verband, bei dem weder der Honig nach außen noch Verunreinigungen in die Wunde gelangen.

Wie oft sollte ein Verband gewechselt werden? In den ersten Tagen kann ein mehrmaliger Wechsel ratsam oder erforderlich sein. Wenn nicht zwei- bis dreimal, so doch zumindest einmal täglich. In der Anfangsphase kommt es vermehrt zum Austritt von Exsudat (Gewebsflüssigkeit). Der Honig wird dadurch immer mehr verdünnt und der Verband durchnässt. Nicht zuletzt durch die antiödematöse Wirkung (Beseitigung von Gewebswasseransammlungen) des Honigs wird diese überschießende Reaktion stetig normalisiert, mit der Folge, dass die Intervalle fortschreitend größer werden können und der Verband nur noch zwei- bis dreimal wöchentlich gewechselt werden muss. Vielleicht haben Sie selbst die Erfahrung machen müssen, oder Sie haben darüber gelesen, dass ein Abnehmen des Verbandes nur unter unerträglichen Schmerzen oder gar unter Narkose möglich war. So einen Alptraum vor Augen, möchte man natürlich jeden nicht unbedingt notwendigen Verbandwechsel vermeiden. Doch auch hier gibt es ganz Erfreuliches zu vermel-

Manuka-Honig arbeitet zuverlässig unter schwierigsten Bedingungen, selbst bei Luftabschluss, starker Verdünnung und Hitze. Ein okklusiver (dicht schließender) Verband mit Schwamm, Folienabdeckung und Drainage des überflüssigen Exsudats stellen keine Probleme für ihn dar. Ein Honigverband verklebt nicht mit der Wunde, vorausgesetzt er wird gewechselt, bevor er völlig eingetrocknet ist.

den. Honig, quasi der Inbegriff einer klebrigen Angelegenheit, verhindert ein Verkleben des Verbandes mit der Wunde. Nur bereits abgestoßenes Gewebe wird mit dem Verband abgehoben. Die zarte, frische Granulationsschicht bleibt unversehrt. Der Heilungsprozess kann ungestört voranschreiten.

Die sensationell positive Wirkung des Honigs, speziell des aktiven Manuka-Honigs, lässt sich kaum verbessern. Eventuell kann jedoch eine Mischung mit anderen wertvollen Naturstoffen eine sinnvolle Ergänzung darstellen. Dabei fällt mir spontan »Aloe vera« und ein weiteres Bienenprodukt, nämlich »Propolis« ein. Beides können Sie selbst mit Honig mischen oder als fertige Mischung mit Manuka-Honig erhalten. Auf die Verwendung von Ölen, Cremes oder Lotionen sollten Sie bei Verbrennungen auf jeden Fall verzichten. Besonders bei so schwerwiegenden Gesundheitsbeeinträchtigungen wie Verbrennungen empfiehlt sich die gleichzeitige Einnahme von Manuka-Honig, eventuell zusammen mit Blütenpollen, »Gelée royale« und »Propolis«. Es gibt deutliche Hinweise darauf, dass diese Kostbarkeiten aus dem Bienenstock eine systemische Wirkung entfalten. Verletzungen werden somit gleichzeitig von innen und außen repariert. Manche äußerlichen Hauterscheinungen haben ihre Ursache im inneren Milieu.

Aloe Vera oder Propolis können die Wirkung von Manuka-Honig unterstützen.

Ekzeme / Neurodermitis

Sofern sie nicht durch ein Kontaktallergen, mit dem Sie äußerlich in Berührung gekommen sind, ausgelöst werden, drücken sich innere Entgleisungen häufig durch äußere Ausblühungen aus. Die Ursache kann in einer Lebensmittelunverträglichkeit oder einer echten Allergie liegen. Das Immunsystem, dessen größter Anteil sich im Darm befindet, verliert zuweilen seine Orientierung und reagiert etwas überzogen auf vermeintliche Bedrohungen, etwa auf Allerweltsnahrungsmittel wie Weizen oder Kuhmilch. Es kommt zur vermehrten Ausschüttung von entzündungsvermittelnden Stoffen, wie etwa Histamin, einem Gewebshormon. Das Auftragen und gleichzeitige Konsumieren von Manuka-Honig kann diesen entzündlichen Prozessen entgegenwirken. Auch der äußerliche Einsatz von Manukaöl (Leseempfehlung: Andreas Ende »Manuka – Heilmittel der Natur«), vorzugsweise vermischt mit einem Trägeröl, wie zum Beispiel Oliven-, Mandel- oder Johanniskrautöl, scheint hier angezeigt, denn neben seinen allgemeinen antimikrobiellen Eigenschaften soll es antiallergisch und antihistaminisch wirken. Allergieauslöser sollten Sie selbstverständlich meiden.

Da Manuka-Honig sowie Manukaöl so überaus effektiv gegen Entzündungen und Infektionen einzusetzen sind, eignen sie sich ebenfalls hervorragend zur Behandlung von Akne. Wenn Gesicht, Brust und Rücken zum Tummelplatz für Pickel und eitrige Aknepusteln werden, dann ist uns oft jedes Mittel Recht, um gegen die Überproduktion der Talgdrüsen und die daraus entstehenden sogenannten Mitesser und entzündeten Haarfollikel vorzugehen. Zusätzliche Dramatik erhält dieses kosmetische Desaster durch eine Sekundärinfektion. Die handelsüblichen Aknemittel setzen auf eine Austrocknungsstrategie. Das hat, wie so oft beim Einsatz der chemischen Keule, etwas vom Teufel, den man mit Beelzebub austreibt.

Manuka-Honig beseitigt Infektion und Entzündung ohne auszutrocknen. Nutzen Sie Phasen ohne große Öffentlichkeit, um Manuka-Honig auf die betroffenen Hautpartien aufzutragen und lange einwirken zu lassen. Die Schwere der Erkrankung bestimmt dabei die zu wählende Stärke des Honigs. Gute Erfahrungen werden auch bei Psoriasis (Schuppenflechte) erzielt, obwohl man hierbei von einer genetischen Disposition ausgeht. Neben Bakterien und Viren machen uns zuweilen auch Pilze zu schaffen.

Manuka-Honig beseitigt Entzündungen und Infektionen unterschiedlichster Genese ohne auszutrocknen.

Mykosen

Überall in der Natur finden sich diese seltsam anmutenden Lebewesen, die Pilze. Sie gehören in aller Regel zu den Saprophyten, das heißt sie ernähren sich vornehmlich von toter organischer Materie, eine ausgesprochen nützliche Eigenschaft, die dafür sorgt, das wertvolle Biostoffe ordentlich wiederverwendet werden. Einige Vertreter dieser Lebensformen finden sich auch auf unserer Haut. Normalerweise hat dies keinen krankmachenden Charakter. Doch manche dieser Pilze sind ausgesprochene Opportunisten. Sobald sie eine Gelegenheit wittern, sich hemmungslos zu vermehren und auszubreiten, nutzen sie diese. Möglicherweise haben wir selbst nicht unwesentlich dazu beigetragen, zum Beispiel durch Einnahme von Antibiotika, die den Pilzen lästige bakterielle Konkurrenz vom Hals geschafft haben. Ein idealer Nährboden für Pilzerkrankungen entsteht auch dort, wo Gewebe schlecht durchblutet und somit unzureichend ernährt und entschlackt wird. Das nicht versorgte Gewebe stirbt ab und stellt somit ein gefundenes Fressen für unsere Saprophyten dar. Ein klassisches Beispiel hierfür ist der diabetische Fuß, bei dem bereits eindrucksvolle Behandlungserfolge mit Manuka-Honig erzielt wurden, nachdem selbst Antibiotikagaben versagt hatten. Obwohl Honig durch seinen hohen Zuckergehalt Pilzen reichlich Nahrung bieten könnte, wirkt Manuka-Honig anscheinend auch fungizid beziehungsweise antimykotisch. Ein wichtiger Aspekt hierbei ist sicher seine positive Wirkung auf die Gefäßneubildung und die selektive Förderung physiologischer Keime, die den Pilzen den Lebensraum streitig machen. Wer dennoch skeptisch sein sollte, ob diese Zuckerbrot-und-Peitsche-Taktik aufgehen kann, der sollte stattdessen Manukaöl oder Propolis-Tinktur verwenden oder zumindest dem Manuka-Honig beimischen. Auch Nagelpilze können so behandelt werden.

> Manuka-Honig fördert eine Besiedelung von Haut und Schleimhaut mit »gesunden« Bakterien.

Augenerkrankungen

Manuka-Honig am Auge anzuwenden, erfordert vielleicht etwas Mut.

Bereits Ärzte der antiken Hochkulturen Ägypten, Griechenland und Rom setzten Honig als Augenmedizin ein. Plinius der Ältere bezeichnete ihn gar schwärmerisch als »Himmelsmedizin für die Augen«. In jüngerer Zeit machen Untersuchungen Mut, die die Fähigkeit des Honigs dokumentieren, den Altersstar und den diabetischen Katarakt zu verlangsamen oder sogar zu heilen. Ein ägyptischer Arzt, den ich wiederholt auf dem Apitherapie-Kongress in Passau erleben durfte, behandelt Diabetiker äußerst erfolgreich mittels intravenöser Honiginjektionen. Etwas weniger spektakulär muten da seine Behandlungen von therapieresistenten Augenerkrankungen an. Selbst bei hartnäckigen Infektionen erwies sich die Honigbehandlung stets konventionellen Methoden überlegen. Prof. Mamdouh Abdulrhman bringt den Honig großzügig auf und in das erkrankte Auge und legt anschließend einen Verband an. Er benutzt dazu einen einfachen Blütenhonig. Mit Manuka-Honig könnte man den Heilerfolg sicher noch verbessern und beschleunigen.

Neben seinen ausgezeichneten antimikrobiellen Eigenschaften weist Manuka-Honig einen begrüßenswerten »Mangel« gegenüber anderen Honigen auf. Er enthält bestenfalls Spuren des Enzyms Glucose-Oxidase, das in Verbindung mit Wasser Gluconsäure und Wasserstoffperoxid freisetzt. Wer schon einmal Kontaktlinsenreinigungsflüssigkeit oder Haarbleichmittel ins Auge bekam, findet das bestimmt echt ätzend. Manuka-Honig brennt auch etwas, aber nur für kurze Zeit. Das kann ich aus eigener Erfahrung bestätigen. Erst kürzlich bemerkte ich eine druckschmerzhafte Entzündung an meinem linken Auge, die ich beherzt mit Manuka-Honig behandelte. Es handelte sich um ein so genanntes Gerstenkorn.

Gerstenkorn (Hordeolum)

Ich trug sofort etwas Manuka-Honig auf das untere Lid auf. Dazu zog ich das Lid etwas herunter und brachte mit der Fingerspitze den Honig auf die Lidinnenseite. Beim Schließen des Auges verspürte ich ein kurzes Brennen und Tränen, das aber rasch einem erfrischenden Gefühl wich. Ein Gerstenkorn wird in der Regel durch Staphylokokken verursacht. Aktiver Manuka-Honig beseitigt diese Ursache ziemlich rasch. Ich wählte zunächst einen MGO100$^+$. Nach drei Tagen waren die Beschwerden verschwunden, und ich stoppte die Behandlung. Leider zu früh, denn nach zwei Tagen war diese lästige Erscheinung an anderer Stelle zurück. Eine Lektion aus dieser Erfahrung war sicherlich die, auch eine naturheilkundliche Behandlung nicht vorzeitig zu beenden, nur weil man sich bereits erheblich besser fühlt. Statt zu resignieren, setzte ich die Behandlung einfach fort, diesmal allerdings mit einem Manuka-Honig MGO550$^+$. In zwei aufeinander folgenden Nächten benutzte ich zusätzlich einen Wattepad, auf dem ich einen Teelöffel Manuka-Honig auftrug und ihn mittels einer Binde am Auge befestigte. Nach wenigen Tagen war der Rückfall endgültig überstanden.

Obwohl keine Resistenzbildung zu erwarten ist, sollten Sie die Honigbehandlung bis zur restlosen Beseitigung einer Infektion fortsetzen.

Der Honigeintrag ins Auge ruft, wie bereits erwähnt, eine Rötung der Skleren (um die Pupillen herum) und der Bindehaut hervor. Während das Weiße im Auge bald wieder erkennbar wird, kann die tiefrote Färbung der Bindehaut länger anhalten. Das ist ein Zeichen einer starken Durchblutung, die wiederum zu einer guten Ver- und Entsorgung beiträgt.

Diese Erfahrung kann durchaus auf andere Erkrankungen des Auges übertragen werden, besonders wenn es sich um Entzündungen handelt, die durch Bakterien oder Viren verursacht werden. Auch bei Keratitis (Hornhautentzündung) oder Konjunktivitis (Bindehautentzündung) verspricht der in und um das Auge herum applizierte Manuka-Honig Linderung und Beseitigung der Symptome.

Innerlich – Manuka-Honig in aller Munde

Mundhygiene

Geben Sie zu, Sie denken bei dieser Thematik gleich an Zähneputzen, Munddusche oder Mundwasser. Vielleicht glauben Sie auch, dass Honig, diese hochgradig gesättigte Zuckerlösung, Zahnerkrankungen wie Karies nur Vorschub leisten würde und sie ihn daher nur an Ihre Zähne lassen dürfen, wenn Ihre Zahnbürste in der Nähe ist. Irgendwo hat sich bei einigen von uns der Spruch im Hinterkopf festgesetzt: »Und dreimal täglich nach dem Essen, Zähneputzen nicht vergessen.«

Gerade diese zeitliche Nähe zum Essen kann ungewollte Konsequenzen mit sich bringen. Unsere Nahrung ist zum Teil sauer oder säurebildend. Die aufgenommene Säure bewirkt ein Aufweichen des ansonsten extrem harten Zahnschmelzes (Sie wissen, dass Sie mit Essig Ihre Kaffeemaschine entkalken können). Wenn Sie nun mit der Zahnbürste über den aufgeweichten Zahnschmelz schrubben, dann bewirken Sie genau das Gegenteil von dem, was Sie eigentlich wollen. Sie machen ihn dünner und damit angreifbarer. Lassen Sie dem alkalischen Speichel genügend Zeit, die Säuren zu neutralisieren, und den Zahnoberflächen, wieder fest zu werden.

Die meisten wissen heute, dass wir eine physiologische, also gesunde und absolut nützliche Darmflora besitzen, wobei der Begriff etwas irreführend ist, da ja unsere freundlichen Verdauungshelfer, Laktobazillen, Bifidobakterien u. ä., eher dem Tier- als dem Pflanzen-

In einem gesunden und ausgewogenen Milieu fühlen sich krankmachende Keime nicht wohl. Manuka-Honig fördert eine normale Mund- und Darmflora.

reich zuzuordnen sind. Man müsste also eigentlich von Darmfauna sprechen. Vertreter der Flora, wie etwa Hefepilze, sollten möglichst wenig Gelegenheit erhalten, sich im Darm anzusiedeln. Ganz streng genommen gehören Pilze auch nicht zu den Pflanzen, sondern bilden eine eigene Lebensform. Ein gesunder Bestand an »guten« Darmbakterien verhindert ein Überhandnehmen von pathologischen Keimen. Krankmachende Bakterien oder Pilze werden systematisch verdrängt. Sie erhalten weder Gelegenheit an der Darmschleimhaut anzudocken noch sich sonst übermäßig auszubreiten.

Unser Verdauungstrakt beginnt allerdings bereits im Mund. Auch hier sprechen wir von einer physiologischen Mundflora, also von nützlichen Bakterien, die wiederum dafür sorgen, dass krankmachende Keime wie zum Beispiel Karieserreger nicht allzu viel Unheil anrichten können. Kontraproduktiv in diesem Sinne ist natürlich antibakterielle Zahnpasta.

Manuka-Honig verhält sich selektiv antimikrobiell, das heißt er unterscheidet zwischen Freund und Feind und unterstützt somit eine gesunde Mundflora, statt mit einem blindwütigen Rundumschlag alles auszurotten. Wir wollen doch nicht, dass unsere Verbündeten im »friendly fire« unserer mundhygienischen Kampfmaßnahmen zu Schaden kommen, oder? Anwender einer Zahnpasta, die Manuka-Honig, Manukaöl und Propolis enthält, berichten davon, dass sowohl Zahnfleischbluten, Entzündungen an Zahnfleisch und Mundschleimhaut als auch Karies damit erfolgreich behandelt werden können.

Manuka-Honig kann zwischen Freund und Feind unterscheiden.

Entzündungen in Rachen, Nasennebenhöhlen und Speiseröhre

Der gesamte Verdauungstrakt gehört streng genommen nicht zu den »inneren« Organen. Es handelt sich schließlich um ein System, das oben und unten mehr oder weniger offen ist und dazwischen aus einem Rohr oder Schlauch mit unterschiedlichem Lumen besteht. Mit unserer Nahrung nehmen wir nicht nur Nährstoffe auf, sondern auch eine Vielzahl unterschiedlicher Keime. Einige sind fakultativ pathogen, das heißt sie könnten uns krank machen, wenn unsere Abwehr und befreundete Keime es zulassen würden. Man spricht daher auch von passageren Keimen, was darstellen soll, dass sie sich lediglich auf der Durchreise befinden. Solche Reisende sollte man natürlich nicht aufhalten, doch gelegentlich sind die Sicherungsmaßnahmen etwas nachlässig, und es gelingt ihnen, einen Rastplatz zu besetzen. Manchmal fühlen sie sich dort ausgesprochen wohl, und sie halten es für einen geeigneten Ort, sich zu vermehren.

> Bleiben Sie bei Ihrer Behandlung mit Manuka-Honig ebenso hartnäckig wie die Erreger, die Sie bekämpfen wollen.

Nun weiß unser Immunsystem es außerordentlich zu schätzen, wenn wir seine Abwehrmaßnahmen unterstützen. Aber bitte packen Sie jetzt auf keinen Fall die chemische Keule aus, die Freund und Feind nicht auseinanderhalten kann. Bereiten Sie feindlichen Keimen einfach ein süßes Ende mit aktivem Manuka-Honig.

Um möglichst viel Wirkstoff an den Ort des Geschehens zu bringen, sollten Sie je nach Ausmaß der Entzündung einen entsprechend starken Manuka-Honig wählen. Um die Rachen- und Speiseröhrepassage zu verlangsamen, tricksen Sie die Schwerkraft ein wenig aus und nehmen den Honig kurzerhand im Liegen ein. Auch das langsame Abschlecken des Honigs von einem Teelöffel verlängert die Verweildauer in Mund und Rachen und erhöht somit den Wirkungsgrad. Bei Halsschmerzen und sogar Bronchitis erweist sich diese Vorgehensweise als ziemlich effektiv.

Es gibt sehr interessante Erkenntnisse über die komplexen Ursachen chronischer Nasennebenhöhlenentzündungen sowie über die heldenhafte Rolle, die aktiver Manuka-Honig bei deren Beseitigung spielen kann. Das kann man ruhig einmal etwas dramatischer in Szene setzen.

SPECIAL

Manuka-Honig als Terminator im Biofilm

Wenn Sie den Begriff Biofilm hören, woran denken Sie da? An lehrreiche Dokumentarfilme im Biologie-Unterricht? Einige Wissenschaftler assoziieren damit eine ganz außergewöhnliche Lebensgemeinschaft: die Symbiose unterschiedlicher Mikroorganismen. Grundvoraussetzung für eine solche Bakterien-WG ist zunächst einmal eine beliebige Oberfläche wie der Rumpf eines Ozeanriesen, unsere Zähne, die Innenseite eines Duschschlauchs oder die Schleimhäute, die unsere Nasennebenhöhlen auskleiden.

Zähe Schmarotzer

So fasziniert wie einige wenige Wissenschaftler auch von dieser außergewöhnlichen Lebensform sind, wenn Sie von einer hartnäckigen Rhinosinusitis geplagt werden, die durch solche listigen wie lästigen Mitbewohner verursacht und unterhalten wird, dann werden Sie einfach nach einer dauerhaften Lösung des Problems suchen. Einfach war zumindest das Konzept, das Mediziner jahrzehntelang zur Bekämpfung von krankmachenden Bakterien anwendeten. Sie gingen ähnlich vor wie Vermieter, die säumige Mieter loswerden wollen. Wer keine Miete zahlt, fliegt raus. Wer nichts zu unserer Gesunderhaltung beiträgt, wie etwa unsere physiologische Darmflora, sondern unseren Organismus durch sein parasitäres Verhalten schädigt, der muss verschwinden. Nur wie? Kündigung, Räumungsklage? Hauseigentümer, die Erfahrungen mit sogenannten Mietnomaden gemacht haben, wissen, dass solche Rechtsmittel oft nicht greifen und der angerichtete Schaden meist weit über den bloßen Mietausfall hinausgeht. Ganz ähnlich verhält es sich in der Medizin, wenn wir versuchen, pathologische Keime loszuwerden. Unser Hausarzt setzt vielleicht auf Antibiotika, um die Krankheitsverursacher sozusagen herauszuklagen. Häufig fehlen Zeit und Mittel, um den Schmarotzer eindeutig zu identifizieren und zu adressieren. Folglich kommt es zum Einsatz von Breitbandantibiotika, also schweren Geschützen, bei denen man billigend in Kauf nimmt, dass bei der gewaltsamen Räumung auch die anständigen Mieter zu Schaden kommen.

Um bei unserer kleinen Metapher zu bleiben: Mietnomaden entwickeln eine gewisse Resistenz gegenüber den rechtsstaatlichen Mitteln, die ihrem Vermieter zur Verfügung stehen, und ignorieren entsprechende Benachrichtigungen schlichtweg. Sie verschanzen sich womöglich noch hinter Gesetzen, die die Unantastbarkeit ihrer Privatsphäre gewährleisten und machen unterdessen die Wohnung gänzlich

SPECIAL

unbewohnbar, manchmal sogar dadurch, dass sie die Mietsache mit anderen, nicht gemeldeten Bewohnern und Haustieren teilen. Mikroorganismen machen das nicht viel anders. »Gemeinsam sind wir stark«, ist ihr Motto. Zusammen sind sie unausstehlich, möchte man ergänzen.

Die Überlebensstrategie im Biofilm beruht zum einen auf der ständigen Kommunikation untereinander, dem sogenannten »Quorum sensing«, zum anderen darauf, dass jeder seine ihm zugedachte Aufgabe erfüllt. Wissenschaftler vergleichen das mit größeren, komplexeren Strukturen als einer bloßen Wohngemeinschaft. Mit einer Großstadt etwa, wo jeder Einzelne lediglich ein kleines Rädchen im Gesamtgetriebe darstellt, irgendwie wichtig zwar, aber durchaus austauschbar, ersetzbar. Ein anderer Vergleich ist der mit einem menschlichen Organismus, mit seinen verschiedenen Organen und deren Funktionen. Ein wesentlicher Unterschied hierbei ist die Teilbarkeit. Einen Biofilm kann man zerteilen, und jedes Fragment kann für sich weiterleben und sich erneut ausbreiten. Bei einem höheren Organismus funktioniert das nicht, wie jeder weiß. Wie eingangs erwähnt, kommen Biofilme an unzähligen Orten vor, und manche bezeichnen sie als eine Art Putzkolonne, die auch gezielt zum Beispiel in Kläranlagen genutzt werden kann. Bei der Neueinstellung von Mitarbeitern sind diese »Reinigungsunternehmen« allerdings ziemlich wählerisch. Die Versuche einiger Forscher, gezielt Bakterien einzuschleusen, die sie für besonders effektiv halten, sind bislang gescheitert. Die Biofilm-Platzhirsche verjagen die Eindringlinge oder verspeisen sie kurzerhand.

Wo Antibiotika versagen

Jahrzehntelange Forschung lässt sich natürlich nicht in einem kurzen Aufsatz wiedergeben, und das Thema Biofilme ist dermaßen spannend und vielschichtig, dass ich mit dem Schreiben gar nicht aufhören könnte. Schaden-Nutzen-Abwägungen spielen eine Rolle. Ein Biofilm von nur 0,1 Millimetern Dicke auf einem Schiffsrumpf kann bis zu zehn Prozent mehr Treibstoffkosten verursachen. In Kläranlagen leisten diese Bakteriengemeinschaften unschätzbare Dienste. In unseren Nasennebenhöhlen sind sie nur lästig, behindern die Atmung und beeinträchtigen unser Geruchsempfinden.

Menschen, die an chronischer Rhinosinusitis leiden, wissen, wie erfolgreich sich ihre unliebsamen Mitbewohner gegen eine Zwangsräumung zur Wehr setzen. Biofilme bauen ihre Behausung nach und nach zu einer uneinnehmbaren Festung aus. Auf engstem Raum wohnen Aerobier und Anaerobier beieinander, also Bakterien, die nur mit Sauerstoff leben können, und solche, die in dessen Abwesenheit gedeihen. Selbst Pilze können beteiligt sein und helfen, dem schleimigen Gebilde Struktur und Stabilität zu verleihen. Sogar mit ihren individuellen genetischen Informationen sind die Biofilmakteure nicht zimperlich und tauschen sie untereinander aus. So können Identitäten verschleiert und Resistenzen aufgebaut werden. Räumungsklagen in Form von Antibiotika sind unzustellbar, zum einen, weil die Adressaten nicht klar ermittelbar sind, und zum anderen, weil sie vom Postweg, sprich von der Blutbahn, abgeschnitten sind. Gefährdet sind lediglich diejenigen, die sich in den Randlagen der Biofilmfestung aufhalten oder nach draußen wagen, sich also planktonisch verhalten (frei umher schwimmend). Tief im Inneren des Biofilms sind dessen Einwohner geschützt, manche auch dadurch, dass sie lediglich persistieren, also nur fortbestehen ohne aktiven Stoffwechsel. Manche Persister (persistieren: abwarten, stillhalten, aussitzen) kommen wochen- oder gar monatelang ohne Nahrungsaufnahme aus, und wer nichts in sich aufnimmt, kann auch nicht vergiftet werden.

Mit herkömmlichen Antibiotika ist dieser verschworenen Gemeinschaft nicht beizukommen. Ein vielversprechender Ansatz, um den Gemeinschaftssinn dieser Mikrobenmusketiere zu brechen, scheint der Einsatz sogenannter »Mikrolid-Antibiotika« wie Azetromycin zu sein. Es tötet die Bakterien zwar nicht, aber es behindert ihre Kommunikation untereinander. Kollaps des Nachrichtensystems, der Super-GAU für jede Armee und jedes Logistikunternehmen. Man wird weiter forschen und ergänzende Chemotherapeutika suchen, Risiken und Nebenwirkungen inklusive. So funktioniert die moderne Krankheitsindustrie nun mal.

Zum Glück gibt es eine naturheilkundliche Alternative. Manuka-Honig. Und Forschungsergebnisse, die sehr zuversichtlich stimmen. In kürzlich durchgeführten Studien, vor allem in Kanada und Australien, konnte eine erstaunliche Wirkung von Manuka-Honig gegen die Hauptbeteiligten an Biofilmen im Nasennebenhöhlenbereich, Pseudomonas aeruginosa und Staphylococcus aureus einschließlich ihrer antibiotikaresistenten Abkömmlinge nachgewiesen werden. Für das Abtöten der Bakterien konnte eindeutig der Wirkstoff Methylglyoxal verantwortlich gemacht werden. Auch der hohe Zuckergehalt des Honigs spielt eine Rolle bei seiner bakteriziden Wirkung. Weitere beobachtete Mechanismen, wie zum Beispiel die Hemmung der Zellteilung, sind offenbar auf andere, noch nicht identifizierte Inhaltsstoffe des Honigs zurückzuführen. Synergien mit Antibiotika wurden ebenfalls nachgewiesen, wobei man davon ausgehen darf, dass Manuka-Honig die Hauptwirkung verstärkt und die Nebenwirkungen vermindert.

Ich bin allerdings überzeugt davon, dass unser natürliches Breitbandprobiotikum Manuka-Honig auch ohne Hilfe aus Pharmalaboren auskommt. Probieren Sie es aus, als Nasenspülung oder pur eingebracht, und bleiben Sie hartnäckig. Biofilme sind es auch. Geben Sie Manuka-Honig ausreichend Gelegenheit, sich als Terminator im Biofilm zu betätigen, bis er zur letzten Bastion der Mikrobenlegionen vor- und eingedrungen ist und diese schließlich vollständig aufgelöst haben wird.

Praktische Anwendung bei Nasennebenhöhlenentzündung

Um eine chronische Sinusitis erfolgreich zu behandeln, führen Sie eine Nasenspülung mit Manuka-Honig MGO250⁺ durch. Eine vorherige Reinigung mittels Kochsalzlösung beziehungsweise Emser Sole erscheint angebracht. Füllen Sie den Honig danach in ein Nasenduschgefäß, aufgelöst in warmem Wasser im Mischungsverhältnis 1:10 oder stärker. Während Sie ein Nasenloch zuhalten und den Rachenabfluss mit der Zunge verzögern, lassen Sie die Mischung in das andere Nasenloch einfließen. Stellen Sie durch entsprechende Kopfhaltung sicher, dass die kostbare Lösung a) in die Nebenhöhlen eindringen kann, um dort direkt auf der Schleimhaut seine Wirkung zu entfalten und, b) nicht ungenutzt wieder hinaus fließen kann.

> Es erfordert vielleicht etwas Übung, den Honig dorthin zu bringen, wo er wirken soll.

Eventuell könnte anfangs und bei sehr starker Infektion die Verwendung von MGO400⁺ angezeigt sein, da dieser auch bei größter Verdünnung wirksam bleibt. Anschließend, besonders über Nacht, Manuka-Honig pur tief in die Nase sowie, eventuell mit längeren Wattestäbchen auch durch die entsprechenden Öffnungen in die Nebenhöhlen einbringen. Durch gezielte Nasenatmung inhalieren. Bei einer Anwendung im Liegen können Sie den Honig besonders sicher und anhaltend dorthin bringen, wo er wirken soll.

Einige Patienten klagen über ein Brennen während oder nach der Honigbehandlung. Das hängt wahrscheinlich damit zusammen, dass die entzündete Schleimhaut teilweise offen oder wund ist. Mit fortschreitendem Heilungsprozess sollte das besser werden. Vielleicht wird ein schwächerer Honig anfangs besser vertragen. Probieren Sie es aus.

Magen- und Darmleiden (süß-sauer)

Den nachfolgenden Buchauszug habe ich aus einem amerikanischen Honigbuch übersetzt. Man beachte, dass dieses Zitat über 70 Jahre alt ist. Aber ist es nicht mehr zeitgemäß?

1938 schrieb Dr. Bodog Beck in seinem Buch »Honey and Your Health«: »Dr. Schacht aus Wiesbaden, Deutschland, behauptet, viele hoffnungslose Fälle von Magen- und Darmgeschwüren mit Honig und ohne Operation geheilt zu haben. Es ist eher ungewöhnlich, dass ein angesehener Arzt den Mut und die Überzeugung aufbringt, Honig zu loben. Die Imker und ihre Freunde wissen, dass man mit Honig Magen- und Darmulzerationen, diese bedrückende und als Vorstufe zum Krebs höchst gefährliche Krankheit, heilen kann. Aber diese Nachricht hat bisher 99 Prozent des medizinischen Berufsstandes noch nicht erreicht. Die wenigen übrigen Ärzte, die davon Kenntnis haben, trauen sich nicht, so ein unwissenschaftliches und volkstümliches Heilmittel zu empfehlen, aus Angst, ihre Kollegen könnten sie auslachen.«

Als in den 1980er-Jahren der bis dahin in der Fachwelt namenlose australische Arzt Barry Marshall seine Entdeckung propagierte, dass Magengeschwüre durch das Bakterium *Helicobacter pylori* verursacht würden, und daher nicht mit dem Skalpell, sondern mit einer Kombination aus Wismut und Antibiotika zu beseitigen seien, erntete er dafür von anerkannten Koryphäen unter den Mikrobiologen und Chirurgen meist nur Spott und Widerspruch. Viele konnten sich ohnehin nicht vorstellen, dass im sauren Milieu des Magens überhaupt Bakterien überlebten. Dass Marshall recht hatte, bestreiten heute höchstens noch bekehrungsresistente Ignoranten. Die Behandlung mit Antibiotika stieß jedoch auch bald an ihre Grenzen, selbst wenn verschiedene Mittel kombiniert beziehungsweise nach-

Die bakterielle Ursache von Magengeschwüren wurde erst in den Achtzigern entdeckt. Manuka-Honig stellt eine wirkungsvolle Alternative zu Skalpell und Antibiotika dar.

einander verabreicht wurden. Es kam immer wieder zu Rückfällen, nachdem die Behandlung abgeschlossen war. Idealerweise hätte Dr. Marshall seine Versuche gleich mit Manuka-Honig beziehungsweise seinem australischen Gegenstück dem Jellybush-Honig durchführen sollen, doch das hätte bei seinen Kollegen wahrscheinlich nicht nur spöttisches Schmunzeln, sondern gleich höhnisches Gelächter ausgelöst. Bei vielen Patienten hat die Honigbehandlung unterdessen ein freudig befreites und schmerzloses Lachen bewirkt.

Ich habe zum Glück keine persönliche Erfahrung mit Helicobacter pylori, aber ich weiß, dass der Honig nicht nur die Bakterien beseitigt, sondern auch regulierend auf die Säureproduktion wirkt. Auf der Homepage von Manuka Honey USA finden sich etliche Erfahrungsberichte sowohl über Helicobacter pylori als auch über sauren Reflux, die mit Manuka-Honig erfolgreich behandelt wurden.

Eine häufige oder sogar die einmalige Einnahme von Antibiotika kann das fein abgestimmte Gefüge unserer Symbionten nachhaltig beeinträchtigen. Bei Antibiotikaeinnahme ist man nicht nur den Helicobacter los, sondern alle Nutzbakterien gleich mit. Antibiotikagaben fördern die hemmungslose Vermehrung von Hefepilzen, die, ähnlich wie Fäulnisbakterien, durch Gärprozesse große Gasmengen freisetzen. Die Stuhlprobe muss dabei nicht unbedingt auffallend positiv sein. Der aktive Manuka-Honig ist zwar recht teuer, aber Antibiotika und Säurehemmer sind es auch, auch wenn wir glauben, es nicht selbst bezahlen zu müssen. Zudem wirkt der Honig probiotisch, das heißt selektiv antibakteriell, und fördert sogar unsere physiologische Darmflora, die guten Keime, während er die pathologischen, also die schlechten, krankmachenden Bakterien beseitigt. Manuka-Honig benötigt dazu nicht einmal Sauerstoff, da Methylglyoxal, anders als Wasserstoffperoxid, bereits im Honig vorhanden ist, und nicht

Bringen Sie den Honig rasch und konzentriert an den Ort, an dem er wirken soll, und sorgen Sie dafür, dass er dort möglichst lange verbleibt.

erst durch eine enzymatische Reaktion mit Wasser und Sauerstoff entsteht.

Anfangs kann es günstig sein, den Honig öfter als zwei- bis dreimal am Tage einzunehmen und ihn möglichst pur, also nicht durch Essen oder Trinken verdünnt, anzuwenden. Was den Ausschlag für die Wahl eines sehr starken aktiven Manuka-Honigs geben sollte, ist zum einen das Vorhandensein pathologischer Keime und zum anderen die zu erwartende starke Verdünnung durch Körpersäfte. Innerlich ist man mit einem MGO400⁺ gut beraten. Für eine vorbeugende Einnahme genügt sicherlich die Stärke MGO100⁺.

Selbst wenn Helicobacter pylori noch keine Symptome verursacht haben sollte, muss man von einem sehr hohen Durchseuchungsgrad der Bevölkerung ausgehen. In jedem Fall über zehn Prozent, wahrscheinlich jedoch sogar 20 bis 50 Prozent in Europa, Nordamerika und Australien und 70 bis 90 Prozent in Südamerika, Asien und Afrika. Viele von uns beherbergen diese sauerlustigen Gesellen ohne es zu wissen. Dementsprechend hoch ist auch die Dunkelziffer, da wir ja nur zum Arzt gehen, sobald etwas Beschwerden macht, und auch dann wird nicht immer die Ursache bestimmt.

Praktische Anwendung bei Magen-Darmbeschwerden

Unzählige Menschen haben nicht nur gelegentlich ein flaues Gefühl in der Magengegend, sondern leiden permanent an schier unerträglichen Schmerzen. Stress kann ein Faktor sein, der dazu beiträgt, aber in der Regel liegt auch eine Helicobacter pylori-Infektion vor. Im Darm treiben allerdings noch weitere Bakterien ihr Unwesen, besonders dann, wenn es zu wenig nützliche Spezies gibt, die ihnen Paroli bieten. Escherechia coli oder Streptococcus faecalis etwa können das Gleichgewicht im Darm empfindlich stören. Im Gegensatz zu Antibiotika, die meist nicht zwischen Freund und

Eine häufig symptomfreie Infektion mit Helicobacter pylori ist weit verbreitet.

Feind unterscheiden können, fördert der Honig sogar die Nutzbakterien, während er die Schadbakterien bekämpft.

Hier rate ich, einen starken aktiven Manuka-Honig zu wählen. Mehrmals täglich mindestens einen Teelöffel, in größerem Abstand von den Mahlzeiten, rasch herunterschlucken. Da Manuka Honig seine stärkste Wirkung im direkten Kontakt mit den Erregern entfaltet, sollte er auch möglichst schnell und konzentriert am gewünschten Wirkungsort ankommen und solange wie möglich dort verbleiben. Sie können die Wirkung also noch verbessern, indem Sie sich, im Stil einer klassischen Rollkur, in verschiedene Liegepositionen bringen.

Divertikulitis, Morbus Crohn, Colitis ulcerosa ...

Machen Sie Ihre eigenen Erfahrungen mit Manuka-Honig, und berichten Sie mir davon.

Selbstverständlich will ich hier keine unrealistischen Hoffnungen nähren, aber Menschen, die an den vorgenannten Krankheiten leiden, haben sicher bereits endlose Versuche hinter sich, ihre Beschwerden loszuwerden oder zumindest erträglicher zu gestalten. Manuka-Honig hierbei eine Chance einzuräumen, macht die Situation keinesfalls schlimmer, und es gibt durchaus bereits deutliche Hinweise darauf, dass die Honigbehandlung hier eine Verbesserung bewirken kann. Probieren Sie es aus. Ihre Erfahrungen dürfen Sie mir gerne mitteilen.

Nieren und Blase

Neben unserer Leber, die mit ausgeklügelter Labortechnik nicht nur gefährliche Substanzen erkennt, abfängt und unschädlich macht, sondern auch Betriebsstoffe je nach Bedarf aufbereitet und zur Verfügung stellt, stellen unsere Nieren die wichtigsten Entgiftungsorgane dar. Sie filtern mit Hochdruck alles aus unserem Blut, was zur Versorgung der Gewebe und Organe ungeeignet ist oder was nicht mehr gebraucht wird und entsorgt werden sollte. Diese Stoffe reichern sich im Harn an und werden über die Blase ausgeschieden. Die Emotion der Traurigkeit wird in der chinesischen Medizin mit den Nieren in Verbindung gebracht, und das Partnerorgan Blase sorgt dafür, dass wir loslassen können.

Über eine systemische Wirkung (über die Blutbahn) von Manuka-Honig können wir momentan lediglich spekulieren. Honig an sich wird wie jedes andere Lebensmittel im Verdauungstrakt verstoffwechselt, also in Einzelbaustoffe zerlegt und als Brenn- beziehungsweise Baustoff dem Körper zur Verfügung gestellt. Ob Methylglyoxal oder andere Honigbestandteile in der Blase ankommen, um dort direkt gegen Bakterien zu wirken, ist bislang nur unzureichend geklärt. Dass es eine Wirkung von Manuka-Honig gegebenenfalls in Kombination mit Grüntee bei Blaseninfektionen geben muss, legen jedenfalls die Erfahrungen von Anwendern nahe.

Hefepilze

Wie bereits bei den äußerlichen Mykosen erwähnt, haben wir durch unser Verhalten diese Opportunisten quasi eingeladen, sich bei uns einzunisten. Candida albicans findet es in unserem gesamten Verdauungstrakt gemütlich aber, besonders bei Frauen, auch im Urogenitaltrakt. Scheidenpilze mit ihrem quälenden Juckreiz sind nicht nur äußerst unangenehm, sondern auch sehr hartnäckig und ansteckend. Sie können so die Lebensfreude erheblich mindern.

Eine relativ einfache Prozedur verspricht hier Abhilfe. Mir liegen Aussagen von Frauen vor, die ihren Scheidenpilz fast über Nacht damit loswurden. Sie führten einen mit Manuka-Honig getränkten Tampon ein.

Die Wirkung lässt sich auch hier durch eine Kombination mit Propolis verstärken. Allerdings sollten Sie dazu eine alkoholfreie Lösung wählen, um die empfindliche Genitalschleimhaut nicht zu sehr zu reizen.

Die »Zuckerbrot und Peitsche«-Taktik des Manuka-Honigs wirkt selbst bei Pilzen. Kombinationen mit Manukaöl oder Propolis können die Wirkung noch verbessern.

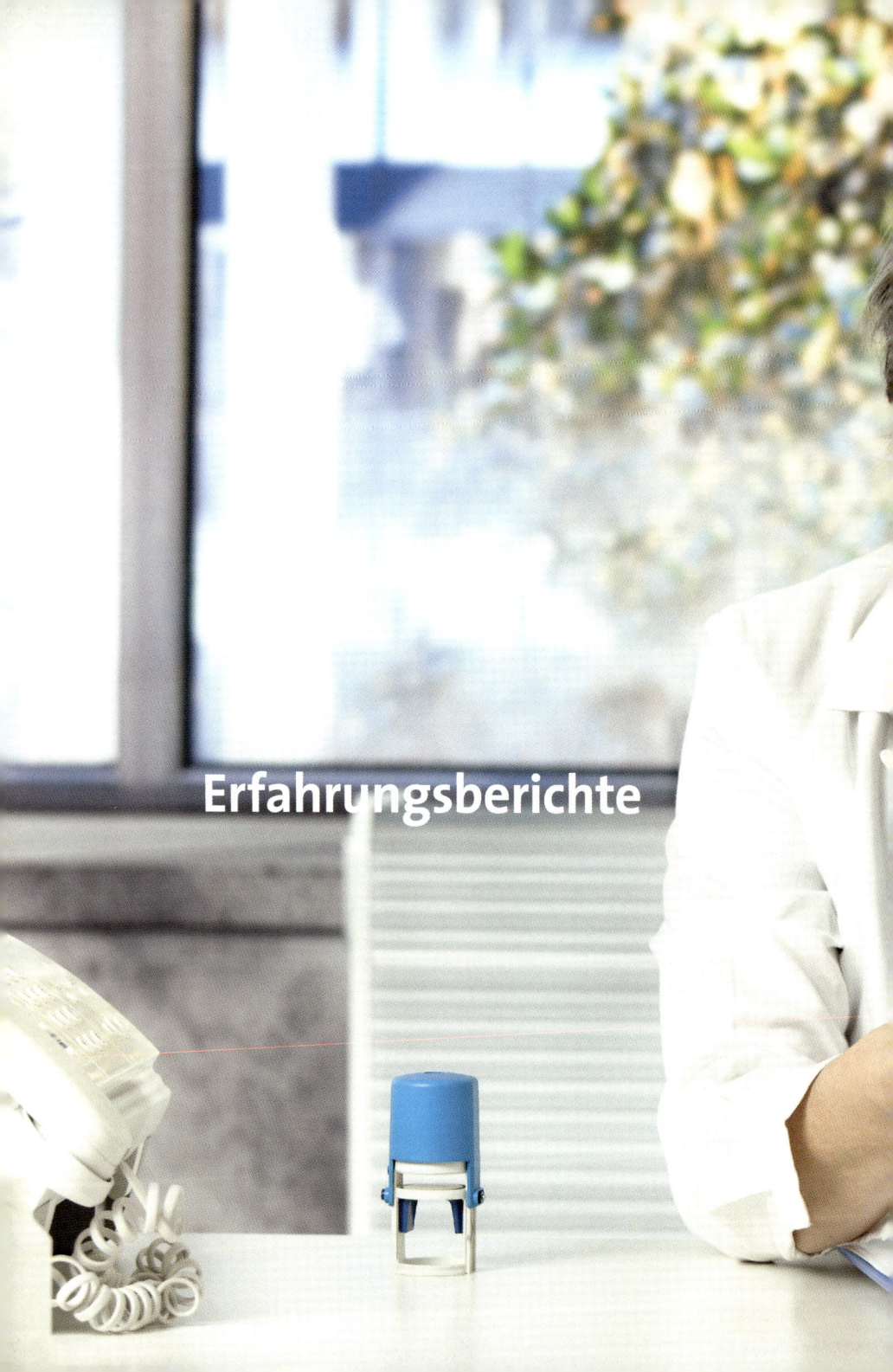
Erfahrungsberichte

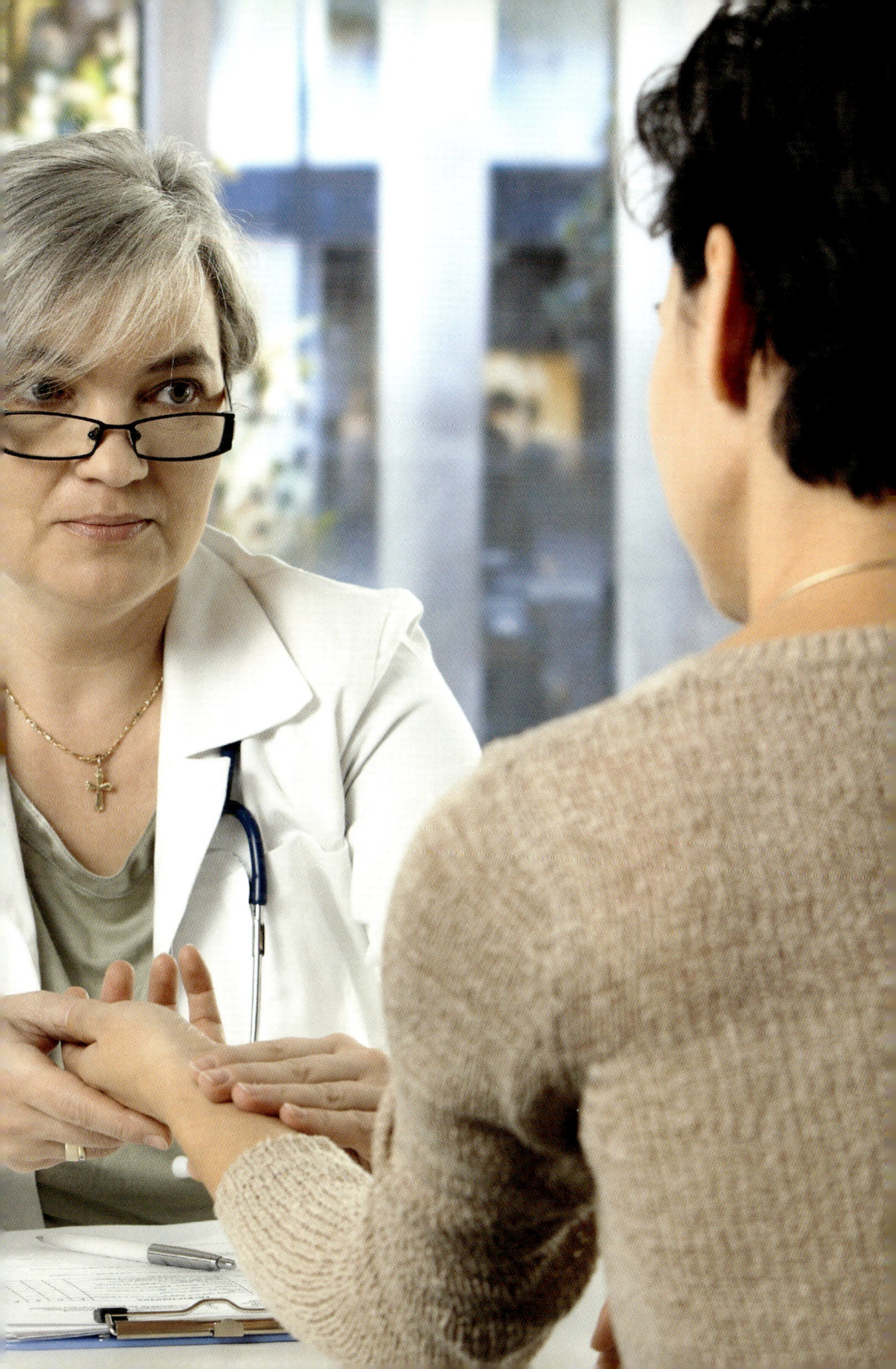

Erfahrungsberichte

Nichts ist überzeugender und nachhaltiger als eine selbstgemachte Erfahrung. Berichten Sie mir darüber.

Berichte über die Heilwirkung von Honig sind seit Jahrtausenden im Umlauf, und wir sind dankbar, dass wir davon erfahren haben. Während sich in jüngster Zeit die Horrormeldungen über das Therapieversagen modernster Antibiotika mehren, die vor heimtückisch zähen Hospitalkeimen den Offenbarungseid leisten müssen, obwohl sie vor wenigen Jahren noch als strahlende Hoffnungsträger gehandelt wurden, so fällt aktivem Manuka-Honig immer mehr die Erlöserrolle im Gesundheitswesen zu. Können wir antibiotikaresistenten Keimen etwas sicher Wirkendes entgegensetzen? »Yes we can!« – Manuka-Honig. Während umjubelte Politstars nur schwer unter Beweis stellen können, dass sie die enormen Sehnsüchte, die ihre Wähler mit ihnen verknüpfen, auch tatsächlich erfüllen, hat Manuka-Honig die Hoffnungen in seine Heilwirkung sogar häufig übertroffen.

Manche Honigbotschaft erschloss sich uns erst, als es Ägyptologen gelang, entsprechende Hieroglyphen aus den Grabstätten der Pharaonen zu buddeln und mühselig zu entschlüsseln. Heutzutage sind viele geneigt, ihre Entdeckungen sofort mit der gesamten Menschheit zu teilen. Man sucht sich ein geeignetes Forum im Internet und tauscht sich mit Leuten aus, die Ähnliches erlebt haben wie man selbst. Viele wollen aber auch erst einmal schauen, wie es anderen ergangen ist, bevor sie einen Selbstversuch starten.

Das »Honig-Forum« (www.honig-forum.de) kann bisher leider nicht mit allzu vielen Erfahrungsberichten aufwarten. Dennoch möchte ich mit einem Fall beginnen, der mich dort ziemlich berührt hat.

Gabriele K. schrieb:
»Ich habe eine zwei Monate alte OP-Narbe, unter der sich eine circa zwölf Zentimeter lange Wundhöhle gebildet hat, die immer noch nässt und leicht eitert. Ich will mich nicht noch einmal operieren lassen, wie die Ärzte empfehlen. Hat jemand konkrete Erfahrungen bei der äußerlichen Wundbehandlung mit Manuka-Honig und weiß jemand, ob auch Wundspülungen (Honig mit Wasser verdünnt) hilfreich sind?
Ich behandele die Wunde unter Aktivierung meiner Selbstheilungskräfte zur Zeit äußerlich mit Curcuma.
Gabriele«

Meine Antwort fiel wie folgt aus:
»Hallo Gabriele, schade, dass Deine OP-Wunde bereits vernarbt ist. Mit Honig behandelt, und bei regelmäßiger Entfernung der obersten Verschlussschicht, hätte Honig, und Manuka-Honig nachweislich wirkungsvoller, eine sterile Wundheilung aus den tiefen Gewebsschichten heraus bis auf reguläres Hautniveau und ohne beziehungsweise unter minimaler Kelloidbildung (Vernarbung) bewirkt. Für eine Anwendung im derzeitigen Stadium ist es jedoch noch nicht zu spät. Dabei sollte der Honig großzügig auf das Wundgebiet aufgetragen und ein Verband angelegt werden. Auch tief in die Wunde sollte der Honig eingebracht werden, eventuell mittels einer Spritze. Wo das Narbengewebe noch entfernt werden kann, wäre es vorteilhaft, dies zu tun. Honig schafft ein feuchtes Wundklima, was für eine Heilung von innen heraus wichtig ist. Nicht der möglichst rasche Wundverschluss von außen ist das erstrebenswerte Ziel, sondern der gesunde Gewebsaufbau von innen nach außen. Während Du Deine Heilung mithilfe des Honigs beobachtest, kannst Du ja in meinem Buch nachlesen, warum Du dieses ›Heilmittel Ohne Nebenwirkungen Immer Griffbereit‹ haben solltest.
Gute Besserung! Detlef Mix«

Das war am 17. August 2007. Gabrieles nächster Eintrag stammt vom 9. November 2007:

Heilmittel
Ohne
Nebenwirkungen
Immer
Griffbereit

»Lieber Detlef Mix, liebe Forum-Teilnehmer, nach einer OP wegen Blinddarmdurchbruchs hatte sich eine tiefe Wundhöhle unter der 12,5 Zentimeter langen Narbe gebildet, die stark verkeimt war. Ich hatte bei Dir, Detlef, im Forum nach der Wirkung von Manuka25+ gefragt und habe diesen dann bei meinem Hausarzt für Wundspülungen und auch zur äußeren Behandlung der Narbe mit drei Wundlöchern anwenden lassen. Innerhalb von nur drei Wochen schloss sich die innere Wunde, die Keime wurden vertrieben und Heilung trat ein – endlich!

Ich danke Detlef für die Zuversicht, die er mir gab, dem Neuseelandhaus für die prompte Sendung und meiner Höheren Macht dafür, dass ich den Honig ›zufällig entdeckte‹.
Gabriele«

> Gut informierte, mündige Patienten können ihren behandelnden Ärzten helfen, die Chancen, die bewährte Naturheilmittel bieten, unvoreingenommen in Betracht zu ziehen und zu nutzen.

Erfreulicherweise gibt es immer häufiger Aktionen in den Medien, die über die vielfältigen Einsatzmöglichkeiten von Honig und ganz speziell Manuka-Honig bei ernsthaften Gesundheitsproblemen informieren und so dem Zufall etwas unter die Arme greifen. Natürlich freue ich mich auch, da ich einen bescheidenen Beitrag dazu leisten konnte, dass die Zahl der Entdecker ständig zunimmt. Bis die Kooperation der behandelnden Ärzte so selbstverständlich erfolgt wie in Gabrieles Fall, wird sicher noch einiges an Zeit und Überzeugungsarbeit kosten. Doch es gibt durchaus Grund zur Hoffnung, da sich selbst die Anzeichen mehren, dass die Initiative zur Honigbehandlung zuweilen schon vom Arzt und nicht nur von mündigen, informierten Patienten ausgeht.

Gabriele schrieb von der »Aktivierung ihrer Sebstheilungskräfte«, und auch mir ist es ein besonderes Anliegen, hervorzuheben, dass jeder selbst Verantwortung für seine Gesundheit trägt. Ich möchte keinesfalls den Eindruck erwecken, dass Genesung nur von materiellen, stofflichen Faktoren abhängt. Der Erfolg einer Behandlung basiert zum einen darauf, wie konsequent und gezielt die Anwendung erfolgt, zum anderen aber auch darauf, wie konsequent man selbst dahinter steht.

Der Leidensweg von Gabriele K. war sicher relativ kurz, wenn man bedenkt, dass er für manche Patienten bereits Jahre, wenn nicht gar Jahrzehnte andauert. Da geht es dann auch nicht nur um eine Wunde, die nicht zuheilen will, sondern gleichzeitig um manchmal unerträgliche Schmerzen. Einer der letzten Einträge beim Honig-Forum betrifft die Mutter von Dagmar B. und stammt vom 20. Januar 2009:

»Hallo, ich möchte meine Erfahrungen mit Manuka-Honig in kurze Worte fassen.

Meine Mutter hat seit über 45 Jahren offene Beine mit Schmerzen. Sie war schon so oft im Krankenhaus um behandelt zu werden, aber nichts hat geholfen. Nun habe ich im Dezember 2008 diese Seite gefunden und habe über diesen Honig gelesen, habe Manuka-Honig bestellt, und ein paar Tage später war er da. Meiner Mutter habe ich gesagt, sie soll ihr Bein mit lauwarmem Wasser abspülen und danach dünn Manuka-Honig auftragen. Dies macht sie seit circa vier Wochen täglich. Wir sind total glücklich, dass es wirklich seine Wirkung zeigt. Die Wunde heilt und das Beste: Sie hat keine Schmerzen mehr im Bein. Sie kann wieder ohne Schmerztabletten sein. Wir sagen ganz herzlich DANKE!

Liebe Grüße, Dagmar«

Manuka-Honig ist es egal, ob ein Erreger antibiotikaresistent ist oder nicht. Genauso wenig konnten irgendwelche Keime bisher eine Resistenz gegen ihn aufbauen.

In diesem Fall wurde ein Manuka-Honig in der Stärke MGO100⁺ verwendet, also keinesfalls einer der Stärksten. Dennoch setzte der Heilungserfolg ausgesprochen rasch ein, obwohl nach all den Jahren kaum jemand damit rechnen durfte. Wie ist das überhaupt möglich? Manch staunender Beobachter findet dafür nur eine schlüssige Erklärung: »Es handelt sich eindeutig um ein Wunder.« Bei besonders eindrucksvollen Exemplaren dieser Gattung spricht der ernsthafte Wissenschaftler lieber von Spontanremissionen. Das klingt weniger naiv, bleibt aber genauso unerklärlich. Bei den wundersamen Erfolgen mit Manuka-Honig finden wir indes eine Erklärung für die positive Wende im Heilungsverlauf. Bei sehr langwierigen Krankheitsprozessen stößt unser wunderbares Immunsystem an seine Grenzen. Die Munition reicht nur noch, um den Feind aufzuhalten, nicht aber um ihn endgültig zu besiegen. Belagerer und Verteidiger halten sich in etwa die Waage, mit leichten Vorteilen auf der Angreiferseite. Diese Vorteile entstehen nicht zuletzt dadurch, dass Mikroben sich immer geschickter tarnen oder gar so sehr verändern, dass ihnen die Waffen der Verteidiger nichts mehr anhaben können. Die machen es ihnen manchmal allerdings auch besonders einfach, weil ihre Strategien ziemlich leicht zu durchschauen sind.

Manuka-Honig unterstützt unser Immunsystem, bevor es kapituliert.

Gern werden die Hilfstruppen aus dem Arsenal der Pharmaindustrie rekrutiert. Antibiotika haben, wie es ihr Name bereits vermuten lässt, nur ein Ziel – das Töten von Bakterien. Dabei kommt es zwangsläufig zu Kollateralschäden. Auch die hilfreichen Bakterien, mit denen wir nicht nur in friedlicher Koexistenz, sondern in ausgesprochener Symbiose leben, erleiden dabei erheblichen Schaden. Aufseiten der pathogenen Keime gilt die Devise: »Was uns nicht umbringt, macht uns nur härter.« Und tatsächlich konnten sich, begünstigt durch den großzügigen Einsatz von Antibiotika, in den letzten Jahren Bakterienstämme entwickeln, die sich von sämtlichen chemischen Kampfstoffen völlig unbeeindruckt zeigen. Die erschreckend hohe Zahl an MRSA-Opfern weltweit spricht eine deutliche Sprache.

Mit Manuka-Honig erhält unsere körpereigene Abwehr nun einen Kampfgefährten zur Seite, der nicht ziellos um sich schießt. Im Gegenteil, er scheint sehr wohl in der Lage zu sein, zwischen Freund und Feind zu unterscheiden. Im Gegensatz zu chemischen Antiseptika schädigen die antimikrobiellen Stoffe im Honig nicht das Gewebe, in das sie eindringen. Das wäre allein schon ein enormer Vorteil, doch Honig verhält sich nicht nur passiv unschädlich. Er greift aktiv in den

Wiederaufbau des Körperbollwerks ein. Während alle störenden Elemente auf Distanz gehalten oder beseitigt werden, ernährt der Honig die neuen Zellen, die das zerstörte Gewebe ersetzen. Auch die körpereigene Müllabfuhr, die Makrophagen, beziehen ihre Zellenergie aus dem Immensaft und können so mit ihren Aufräumarbeiten zügig vorankommen. Selbst die Bakterien, die für eine Wundinfektion verantwortlich sind, stellen ihren Speiseplan um. Dass sie sich nun auch vorzugsweise von Glukose aus dem Honig statt von Aminosäuren aus den Zelltrümmern ernähren, bewirkt keinesfalls, dass sie sich nun erst recht in der Wunde gemütlich einrichten. Aber es hat zur Folge, dass statt Aminen und Schwefelverbindungen vermehrt Milchsäuren gebildet werden. Der faulige Ammoniakgeruch, der eine eitrige, verwesende Wunde umgibt, verschwindet sehr bald. Gleichzeitig wird das Wundgebiet offensichtlich besser ver- und entsorgt, indem sowohl die Gefäßneubildung als auch die Lymphdrainage gefördert werden. Ausreichende Zellernährung und Entschlackung sind eine Grundvoraussetzung für den Heilungsprozess.

Manuka-Honig ist ein beeindruckendes Multitalent.

Honig vereinigt alle Eigenschaften eines sehr wirkungsvollen Krankheitsbekämpfungsmittels mit denen eines umfassenden Heilmittels. Wenn Sie die Wahl haben, eine Haushaltshilfe einzustellen, die sowohl gründlich putzt und wäscht als auch hervorragend für Ihre Ernährung sorgt, die anfallende Reparaturarbeiten erledigt und eine gründliche Abfallentsorgung veranlasst, deren Pflegedienste Schmerzen und üble Gerüche beseitigen, würden Sie dann trotzdem jemanden einstellen, der lediglich Staub wischen kann, und das auch noch für einen wesentlich höheren Lohn?

Manuka-Honig ist so ein Multitalent. Mit ihm an seiner Seite kann auch ein Immunsystem wieder nachhaltig agieren und seinen Frieden finden, das jahrelang kurz vor der Kapitulation stand. Ein Wunder al-

Erfahrungsberichte

Ratlos und verzweifelt auf der Suche nach Hilfe, landeten viele eher zufällig bei Manuka-Honig.

lemal, aber eines, für das es befriedigende Erklärungen gibt.

Wie bereits erwähnt, ist der Erfahrungsschatz in Deutschland noch nicht so ergiebig dokumentiert, das neuseeländische Gesundheitsjuwel Manuka-Honig wird jedoch weltweit geschätzt. Eine ziemlich umfangreiche Sammlung von Erfahrungsberichten, sogenannten Testimonials, fand ich auf der Webseite einer amerikanischen Vertriebsfirma. Hieraus werde ich nun einige Beispiele zitieren. Man betont dort, dass die weitaus meisten Anwendungen mit aktivem Manuka-Honig der Stärke UMF16[+] bis 18[+] durchgeführt wurden. Das entspricht in etwa der Stärke MGO250[+]. Interessant ist dabei sicher, dass manche Anwender von einem anhaltenden Brennen oder Stechen berichteten, wenn sie Honig mit höherem UMF, zum Beispiel 20[+] oder gar 25[+] (MGO400/550) einsetzten. Manuka-Honige der mittleren Stärke können zwar ebenfalls ein Brennen in einer offenen Wunde verursachen, dieses verschwindet in aller Regel jedoch nach einigen Minuten.

Viele der Berichte handeln von der innerlichen Anwendung bei Beschwerden des Magen-Darm-Traktes. Meistens ging es dabei nicht nur um eine kleine Magenverstimmung mit leichtem Unwohlsein. Nein, häufig handelte es sich um sehr schwerwiegende gesundheitliche Probleme, die das Leben der Betroffenen sehr stark beeinträchtigten. Viele wurden auf ihrer verzweifelten Suche nach Hilfe immer wieder enttäuscht. Nicht selten waren auch die Helfer, Ärzte und andere medizinische Fachkräfte ziemlich ratlos in Anbetracht der sich nicht bessernden oder gar verschlimmernden Lage ihrer Patienten. Zuweilen fanden die Geplagten oder ihre Angehörigen eher zufällig Hinweise auf das Heilpotenzial von aktivem Manuka-Honig.

Eine Frau aus South Carolina beschreibt das monatelange Martyrium ihres Ehemannes und seine Genesung durch Manuka-Honig wie folgt:

»Aktiver Manuka-Honig hat sich als wahres Gottesgeschenk für meinen Mann erwiesen. Von Februar bis Oktober 2006 war er etliche Male zu sehr vielen Untersuchungen im Krankenhaus, um die Ursache seiner Beschwerden herauszufinden. Die Ärzte stellten bei ihm sechs Magengeschwüre fest, und die Mageninnenwand war extrem gerötet und entzündet. Er wurde zwar wegen der Geschwüre behandelt, doch die Entzündung blieb. Ihm war 24 Stunden am Tag übel und er nahm über 40 Kilogramm ab.
Man verschrieb meinem Mann zahlreiche Mittel gegen die Übelkeit, und die Nebenwirkung war wiederum Übelkeit. Nichts half. Nach etlichen Monaten wurde er an die Medical University in Charleston, SC, überwiesen. Ich wusste um die Heilwirkung von Honig, und so fing ich an, ihm dreimal täglich von einem Honig aus der Umgebung zu geben. Es schien ein wenig zu helfen. Bei einer Visite erwähnte ich, dass ich ihm Honig geben würde. Der Doktor riet mir, ihm den Honig weiter zu geben. Als ich ihn fragte, was dadurch bewirkt würde, entgegnete er: ›Wir wissen es nicht, aber geben Sie es ihm weiter‹. Das weckte meine Neugier, und ich fing an, Nachforschungen über Honig im Internet anzustellen. So fand ich Manuka-Honig. Mein Mann begann mit der Einnahme des aktiven Manuka-Honigs an einem Dienstagnachmittag. Am Freitag der selben Woche war die Übelkeit verschwunden. Das hielt auch die nächsten drei Wochen an. Dann war eine Magenspiegelung an der Uniklinik vorgesehen. Diese ergab, dass es nur noch eine winzige Rötung im unteren Magenabschnitt gab, aber das war alles. Ich empfand es als sehr erfrischend, dass der Arzt nach Informationen zu aktivem Manuka-Honig fragte, die wir ihm natürlich gern zur Verfügung stellten. [...] Wir gaben den Honig auch einer Freundin, die sechs bis acht Alka Seltzer-Tabletten am Tag einnahm und Tums (ein Antacidum / Säurehemmer) wie Bonbons aß. Jetzt nimmt sie jeden Morgen aktiven Manuka-Honig und braucht sonst nichts anderes mehr. Ich könnte fortfahren, Ihnen Beispiel über Beispiel aus unserer Familie und unserem

Patienten forschen und Ärzte sind bereit, von ihnen zu lernen.

Freundeskreis zu nennen, die allesamt begeistert sind, weil sie Erleichterung und Befreiung von Übersäuerung und anderen Verdauungsproblemen erfahren haben, nachdem sie aktiven Manuka-Honig eingenommen hatten. Mein Mann und ich sind selbst vollauf begeistert und teilen diese Erfahrung gern mit anderen. Die positiven Ergebnisse sind ein wahrer Segen.«

Das Schwärmen nimmt bei Amerikanern schnell religiöse Dimensionen an, doch auch wenn Ihnen diese Frömmelei ein wenig suspekt sein sollte, so wirkt sich eine dankbare Annahme dieses Geschenks aus der Apotheke Gottes durchaus heilungsfördernd aus. Dankbar können wir indes auch für jeden Arzt sein, der sich seine objektive Sicht auf ein Naturmittel nicht durch pharmakologische Scheuklappen nehmen lässt.

»Im Dezember 2005 fand ich mich in der Notaufnahme unseres Krankenhauses wieder,« beginnt eine Frau aus Colorado die Schilderung ihres Falles. *»Ich hatte unerträgliche Schmerzen und glaubte, sie kämen vom Herzen. Es wurden einige Tests durchgeführt, und ich musste mehrere Tage in der Klinik bleiben. Die gute Nachricht war, dass mein Herz in Ordnung war. Die schlechte Nachricht war, dass die Schmerzen nicht verschwanden. Schmerzen, die aus der Mitte des Brustkorbs in Schulter und Arme aufstiegen und ein Taubheitsgefühl in meinen Händen hinterließen. Mir wurde gesagt, ich hätte Refluxösophagitis (durch Magensäure verursachte Entzündung der Speiseröhre), und man schickte mich mit Pepcid AC (ein Säureregulator) nach Hause ... Ich muss wohl nicht erwähnen, dass es nicht funktionierte.*

Ich war mir sicher, dass es kein Reflux war, denn ich esse sehr bewusst nur organische und natürliche Lebensmittel. So vermutete ich, dass ich Geschwüre oder eine akute Gastritis haben könnte. Diese Annahme erwies sich als zutreffend. Da ich keine konventionellen Arzneimittel einnehmen wollte, begann ich im Internet nach natürlicher Medizin zu suchen, die mir helfen könnte, gesund zu werden. So entdeckte ich

Aufgeschlossenheit und Dankbarkeit gegenüber den Gaben der Natur kann die Heilung begünstigen.

den, wie ich ihn nenne, Wunderhonig (aktiver Manuka-Honig), welch ein erstaunliches Geschenk an die Menschheit! Seit über zwei Monaten nehme ich den Honig jetzt und habe zu 99 Prozent der Zeit keinerlei Schmerzen mehr. Nun habe ich wieder vier Gläser Honig bestellt und werde fortfahren, dieses erstaunliche Produkt zu nehmen. Auf einer Kurzreise entwickelte mein Mann ein Fieberbläschen (Herpes labialis). Ich riet ihm, sofort den Honig aufzutragen, und siehe da, das Bläschen war nach ungefähr zwei Tagen schon wieder verschwunden, ohne sich überhaupt voll zu entwickeln.«

Es liegt mir fern, die Verdienste der modernen Medizin zu schmälern, aber ich würde es sehr begrüßen, wenn Ärzte sich nicht ausschließlich von Pharmareferenten beraten ließen, sondern offen bleiben oder werden für die vielversprechenden Heilungsaussichten, die uns natürliche Mittel wie Honig bieten.

Die kleine Anekdote mit dem Lippenherpes belegt eindrucksvoll, dass aktiver Manuka-Honig nicht nur gegen Bakterien, sondern auch gegen Viren wirkt. Es empfiehlt sich, immer einen kleinen Behälter mit dem Honig dabei zu haben. Ich persönlich würde ihn noch mit Propolis-Tinktur vermischen und diese Mischung zusätzlich einnehmen. Das verstärkt die Wirkung nochmals, und es kommt seltener zu Rezidiven (erneutes Aufblühen der Erkrankung). Zu der Bemerkung, dass es sich nicht um einen Reflux handeln konnte, weil die Patientin sich so gesund ernährte, muss ich wohl klarstellen, dass ihr Krankheitsbild – Gastritis und Magengeschwüre – nach gesicherten Erkenntnissen durch Bakterien wie etwa Helicobacter pylori verursacht wird. Bei »natürlich gedüngtem« Gemüse ist die Infektionsgefahr leider höher als bei Nahrungsmitteln aus konventionellem, kunstgedüngtem Anbau.

Auf der amerikanischen Internetseite finden sich eine ganze Reihe von Berichten, die von ähnlichen Gesundheitsproblemen handeln wie die bereits geschilderten: Gastritis, akut oder chronisch, Magen- und

Die Wirkung von Manuka-Honig gegen Viren lässt sich durch Propolis noch verstärken.

Zwölffingerdarmgeschwüre, Magenübersäuerung, Reflux, Sodbrennen, schmerzhafte Blähungen und einige andere Magen- und Darmleiden. Infektionen mit Helicobacter pylori spielen häufig eine Rolle dabei. Übereinstimmend geben die meisten Berichterstatter an, dass ihnen allopathische Medikamente (Mittel, die der Arzt normalerweise gegen eine Krankheit verordnet) nicht oder nur wenig halfen, häufig aber noch unangenehme Nebenwirkungen mit sich brachten. Was ich beachtenswert finde, sind die doch recht unterschiedlichen Angaben über die Zeit, die verging, bis sich Besserung einstellte beziehungsweise bis gar keine Beschwerden mehr vorhanden waren. Viele schreiben, dass sie sich bereits wenige Tage nach der ersten Honigeinnahme schon deutlich besser fühlten und nach wenigen Wochen vollständig genesen waren. Andere schildern etwas längere Zeiträume, zum Beispiel zwei Monate, bis es deutlich besser wurde und nur noch 50 Prozent der bakteriellen Infektion vorhanden war und noch einmal so lang, bis alles restlos abgeheilt war.

Obwohl es hie und da Über-Nacht-Erfolge zu geben scheint, sollten Sie diese nicht grundsätzlich voraussetzen. Wenn ein langjähriger chronischer Prozess durch die Honiganwendung umgekehrt wird, sich über einige Wochen ständig bessert, aber erst nach Monaten endgültig beendet ist, so ist das dennoch ein wunderbarer Erfolg.

Wenn man bedenkt, dass der individuelle Leidensweg mancher Patienten schon mehrere Jahre andauerte, und sie schon genauso lang voller Zuversicht die verschriebenen Medikamente ein- und die damit verbundenen Nebenwirkungen in Kauf genommen haben, dann kann man ihre Hoffnung und Geduld nur bewundern, mit denen sie sich auf den Versuch mit Manuka-Honig einlassen. Dass sie nicht gleich wieder aufgeben, auch wenn sie kein Über-Nacht-Wunder erleben, ist sicher auch bemerkenswert. Viele verspüren jedoch sehr bald, dass mit dem Honig eine Wende im Krankheitsverlauf eintritt, und wenn es nur das Ausbleiben von Nebenwirkungen ist. Menschen, die schon fast an ihrem Leiden verzweifelt sind, können jede Ermunterung gebrauchen, den Weg Richtung Gesundheit konsequent weiterzugehen, sobald sie ihn beschritten haben. Vielen gab es die Sicherheit, die sie brauchten, wenn sie von den Erfahrungen ihrer Leidensgenossen lasen oder hörten. Deshalb ist es mir ein besonderes Anliegen, die gesammelten Erfahrungen mit möglichst vielen Menschen zu teilen. Dazu möchte ich auch Sie ermuntern.

Ein kanadischer Manuka-Honig-Konsument schreibt:
»Ich hatte vor zehn Jahren eine Lebertransplantation. Seitdem nehme ich aktiven Manuka-Honig, um die scheußliche bakterielle Infektion in meinem Magen unter Kontrolle zu halten. Antibiotika haben nicht geholfen, aber aktiver Manuka-Honig hilft. Ich nehme je zwei Teelöffel voll morgens und abends und bin völlig beschwerdefrei. Es wirkt ganz sicher.«

Menschen mit Organtransplantaten sind in der Regel immunsupprimiert, damit ihr Körper das fremde Organ nicht abstößt. Dadurch werden sie jedoch empfänglicher für pathogene Keime. Dem begegnet man mit der prophylaktischen Gabe von Immunsuppressiva und Antibiotika. Es ist sicher schwierig, sich für das kleinere Übel zu entscheiden. Ausgesprochen angenehm nimmt sich da die süße, wohlschmeckende und nebenwirkungsfreie Manuka-Honig-Medikation aus.

Immunsupprimierte Patienten erfahren durch die Einnahme von Manuka-Honig große Erleichterung.

Ein skeptischer Kunde aus Tennessie berichtet von möglichen Komplikationen:
»Ich war dermaßen überrascht, dass aktiver Manuka-Honig bei mir funktionierte. Ich dachte, ich werde das Zeug mal ausprobieren, aber ich glaubte eigentlich nicht, dass es bei mir etwas ausrichten würde. Trotzdem nahm ich es brav eine Woche lang ein, und mein Säure-Reflux und meine Helicobacter pylori-Infektion besserten sich merklich. Unglücklicherweise entwickelte ich eine Allergie darauf. Ich habe ohnehin Probleme mit Allergien. Also musste ich die Einnahme stoppen, aber ich möchte Ihnen trotzdem mitteilen, dass mich dieser Honig wirklich erstaunt hat. Ich dachte zunächst wirklich, dass es wieder nur so eine Geldmacherei ist, die ohnehin nichts bringt, aber es funktioniert tatsächlich. Es half mir genug, um mir den Druck, den ich im oberen

Magenbereich hatte, zu nehmen, und die übrigen Probleme, die ich mit Helicobacter pylori hatte, haben sich ebenfalls verflüchtigt. Ich werde versuchen, ab und zu ein wenig von dem Honig einzunehmen und hoffe, dass es ausreichen wird, um mein Wohlbefinden zu erhalten, ohne eine Menge allergische Reaktionen. Ich danke Ihnen sehr für aktiven Manuku-Honig. Er funktioniert!!!!«

Multiallergiker, also Leute die immer wieder auf neue Stoffe reagieren und deren Immunsystem offensichtlich die Orientierung verloren hat, gibt es leider immer häufiger. Allergene konsequent zu meiden, ist natürlich eine Möglichkeit, um den Leidensdruck zu minimieren. Irgendwann wissen diese Menschen gar nicht mehr, was sie überhaupt noch essen können. Da muss man den Ursachen und Zusammenhängen gründlich nachgehen. In meiner Praxis habe ich sehr vielversprechende Erfolge mit dem Bioresonanz-Verfahren erzielt. Allergien lassen sich durchaus beseitigen.

Nachdem ein Aufruf über eine Newsletter-Aktion erfolgt war, in der Kunden, die aktiven Manuka-Honig gekauft hatten, aufgefordert wurden, über ihre Erfahrungen zu berichten, erreichten mich einige wenige solcher Berichte. Eine Frau aus Jena schrieb wie folgt:

»Hallo Herr Mix, gern gebe ich meine Erfahrungen mit Manuka-Honig weiter. Vor circa drei Jahren litt ich unter starken Magenschmerzen und überhaupt Verdauungsbeschwerden. Ursache war eine Helicobacter-Infektion. Ein Bekannter erzählte mir, dass man diesen Keim mit Manuka-Honig bekämpfen kann. Ich war froh, dass es ein Alternative zur Antibiotika-Behandlung zu geben schien, informierte mich im Internet und stieß auf das Neuseelandhaus, wo ich mir den stärksten Manuka-Honig bestellte. Ich nahm ihn über zwei Monate ein. Dreimal täglich einen Teelöffel pur. Außerdem machte ich Diät. Fettarm, kein Alkohol, kein Kaffee. Meine Beschwerden verschwanden nach einigen Wochen völlig. Mein Arzt (Gastroenterologe) hatte noch nie etwas über Manuka-Honig gehört und überließ es mir,

Multiallergiker können natürlich auch auf Honig reagieren. Manche Naturheilverfahren geben dem Immunsystem seine Orientierung zurück.

es ohne Antibiotika zu versuchen. Sein Interesse, sich näher mit der alternativen Methode zu beschäftigen, schien nicht sonderlich groß. Mir hat es prima geholfen und ich empfehle es weiter.

Viele Grüße, Sabine P., Jena«

Mir ist es ein besonderes Anliegen, Ärzte davon zu überzeugen, auf eine allzu großzügige Verschreibung von Antibiotika, gerade im Hinblick auf die zu erwartenden Nebenwirkungen und die zunehmende Resistenzbildung diverser Erregerstämme, zu verzichten und stattdessen bewährten Naturheilmitteln eine Chance zu geben. Dazu könnten sie ruhig einmal auf ihre Patienten und nicht nur auf ihre Pharmareferenten hören.

Frau P. ist auch ein gutes Beispiel für ernstgenommene Eigenverantwortung. Zum einen erscheint es für eine Kassenpatientin sicher preiswerter, sich die verschriebenen Arzneimittel zu besorgen, die ja, mal abgesehen von der Zuzahlung, von der Krankenkasse gezahlt werden, zum anderen fördert es die Einstellung, dass man alle Gesundheitsschäden gegebenenfalls ja mit der entsprechenden Pille wieder beheben kann. Dass es dabei bestenfalls um Symptombekämpfung geht, wobei die eigentliche Ursache völlig unberücksichtigt bleibt, scheint viele auch nicht weiter zu beunruhigen. Sabine ist offensichtlich nicht so gestrickt. Sie hat erkannt, dass man den Genesungsweg des Körpers von möglichen Hindernissen freiräumen sollte, auch wenn damit ein, zumindest zeitweiliger, Verzicht auf gewisse Genüsse verbunden ist. Einem Krankheitszustand, der mit einer Übersäuerung einhergeht, ist eben nicht nur mit Säurehemmern oder gar Säureblockern zu begegnen, sondern am besten mit einer verminderten Zufuhr von Säurebildnern. Wenn man ihn so tatkräftig unterstützt, kann Manuka-Honig seine Heilwirkung umso besser und schneller entfalten.

Die folgende Erfahrung beschreibt einen Fall, wie er sich tagtäglich in unseren Krankenhäusern zuträgt.

Patienten, die ihre Eigenverantwortung für ihre Gesundheit ernst nehmen, geht es um Ursachenbeseitigung und nicht nur um Symptomunterdrückung.

Tragischerweise haben viele der Leidtragenden nicht das Glück, eine so engagierte Verbündete an ihrer Seite zu wissen, wie der Vater von Gabriele Z.

»Hallo Herr Mix, mein Vater hatte sich im Krankenhaus mit dem MRSA angesteckt. Eine Krankenschwester der Intensivstation hatte ein großes Pflaster, das eine Braunüle befestigt hatte, so abgezogen, dass die Haut praktisch mit abgerissen wurde. Die Wunde sah nach einigen Tagen entsetzlich aus. Die Untersuchung eines Abstrichs aus der Wunde bestätigte den bösartigen Keim. Die Wunde wurde zwar versorgt, aber sie vergrößerte sich zusehends.

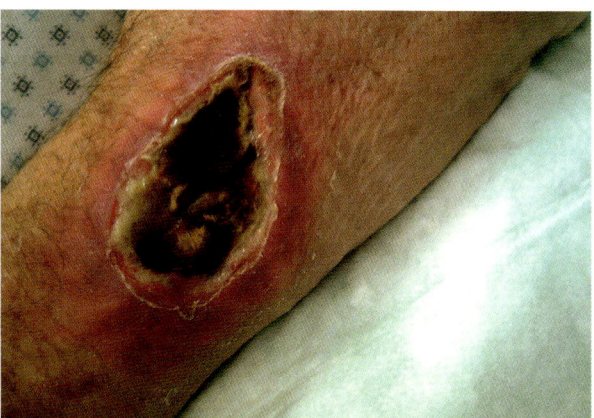

Die Hand des Vaters im Krankenhaus

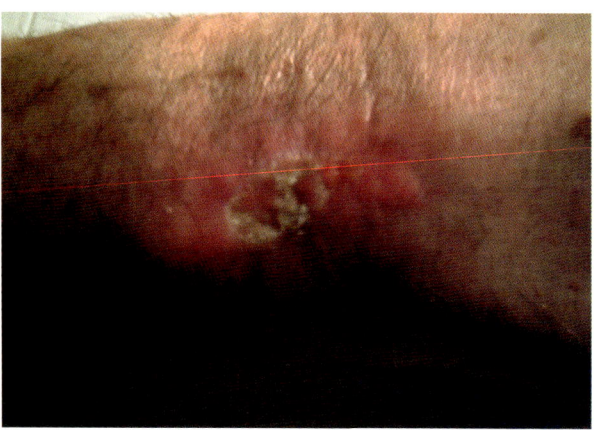

Die Hand des Vaters unter der Behandlung

Ich wusste, dass solch eine Wunde dazu führen kann, dass Patienten Gliedmaßen verlieren können. Ich habe daraufhin über eine Woche im Internet recherchiert und kam auf eine Seite mit einem Bericht über eine Klinik, die krebskranke Kinder behandelt. (Ich glaube, es war eine Klinik in Bonn). Die Abwehrkräfte dieser Kinder sind so stark geschwächt, dass kaum noch Medikamente helfen, wenn Infektionen vorliegen. Dort hatte man mit Honigprodukten geforscht.
Nach circa vier Wochen habe ich meinen Vater gegen den Rat der Ärzte nach Hause geholt. Die Wunde habe ich täglich mit unverdünntem Manuka-Honig behandelt. Die Wunde wurde ab der Behandlung nicht mehr größer und nach sechs Wochen war sie zugeheilt.
Wenn Sie Interesse haben, so könnte ich Ihnen sogar noch Fotos zukommen lassen.
Mit freundlichem Gruß, Gabriele Z.«

Dass Frau Z. über eine Woche im Netz suchen musste, bis sie auf Manuka-Honig im Zusammenhang mit der Bekämpfung von Hospitalkeimen stieß, zeigt mir wiederum, wie wichtig es ist, die wertvollen Informationen darüber einem großen Publikum schnell und einfach zugänglich zu machen.

Die Kinderstation der Onkologie/Hämatologie an der Uniklinik Bonn kennt die Probleme, die durch Hospitalkeime wie MRSA verursacht werden. Besonders empfänglich dafür sind krebskranke Kinder, die in kurzen Abständen mit Chemotherapie behandelt werden, da diese Behandlung immunsuppriminierend wirkt. Das heißt, das Immunsystem der Patienten wird unterdrückt, und damit stehen lauernden Keimen Türen und Tore offen. Erschwerend kommt hinzu, dass sich manche Bakterienstämme mittlerweile von Antibiotika gänzlich unbeeindruckt zeigen.

Dr. Arne Simon und sein Wundexperte Kai Santos setzen seit einigen Jahren ein Medizinprodukt ein, das hauptsächlich aus neuseeländischem Manuka- sowie australischem Jellybush-Honig besteht und gam-

Informationen über die Einsatzmöglichkeiten von Manuka-Honig sollten allen Ärzten und Patienten zugänglich sein.

mabestrahlt wurde. Wie viele ihrer Kollegen verwenden sie keinen rohen Manuka-Honig, vornehmlich aus forensischen Erwägungen. Man fürchtet rechtliche Konsequenzen, wenn man statt eines zugelassenen Medizinproduktes ein Lebensmittel zu Heilzwecken verwendet. Hausärzten sind dabei weniger die Hände gebunden als Krankenhausausärzten, wenngleich es auch dort Ausnahmen gibt. Die Kosten eines solchen Produktes betragen etwa das Zehnfache des finanziellen Aufwandes für den aktiven Manuka-Honig in vergleichbarer Stärke. Der ist sicher auch nicht billig, aber seine nachhaltige Wirkung überzeugt einen davon, das Geld gut angelegt zu haben. Was Sie in Eigenverantwortung benutzen, bleibt Ihnen selbstverständlich überlassen.

Erkenntnisse nutzen nur etwas, wenn man sie konsequent anwendet.

Gabrieles Vater hatte Glück, dass seine Tochter nicht ruhte, bevor sie die Informationen hatte, die sie brauchte, um ihm wirkungsvoll helfen zu können, und dass sie ihr neu erworbenes Wissen sogleich in die Tat umsetzte. Tatenlos mitanzusehen, wie sich der Zustand ihres Vaters trotz medizinischer Versorgung verschlimmerte, war einfach nicht ihr Ding. Und sie wurden dafür belohnt, wie es auch die Fotos vom Arm ihres Vaters dokumentieren. Typisch war wiederum der Verlauf der Wundheilung, nachdem aktiver Manuka-Honig aufgetragen wurde. Der Prozess der fortschreitenden Verschlimmerung wurde sofort gestoppt und umgekehrt. Zunächst wurden die robusten Erreger durch die unbeirrbare antibakterielle Wirkung des Honigs beseitigt. Anschließend erfolgte ein ungehinderter sauberer Wundverschluss mit entsprechender Wundtoilette und gesunder Gewebsneubildung, das volle Programm der Heilung.

In vielen Haushalten ist Manuka-Honig bereits fester Bestandteil der Hausapotheke, und er wird sicher nicht zu den Mitteln gehören, die man schließlich entsorgen muss, weil das Verfallsdatum überschritten wurde. Dafür ist er einfach viel zu vielseitig einsetzbar. Manchmal muss man lediglich alte Denk- und Handlungsmuster durchbrechen und seiner Intuition vertrauen, wie es das nachfolgende Beispiel beweist.

»Sehr geehrter Herr Mix, die Erfahrung, welche ich Ihnen über den Manuka-Honig mitteilen möchte, ist für Sie sicher nicht neu, für uns war es aber sensationell.

Mein Mann hat sich letzte Woche durch eine Sturz eine sehr große Platzwunde am Kopf zugezogen. Ich habe im ersten Moment überlegt, ob ich ihn in ein Krankenhaus fahre. Dann fiel mir aber mein geliebter Honig ein, und ich wagte den Versuch. Ich reinigte die Wunde und legte eine mit Manuka-Honig UMF20 bestrichene Kompresse darauf. Dann wickelte ich eine Binde straff um den Kopf. Nachts bekam ich dann zwar so einige Bedenken, da die Wunde ja sehr groß war, aber ich beruhigte mich schnell wieder, hatte ja schon so einige Berichte darüber gelesen.

Ja, und dann am nächsten Morgen war unser Erstaunen sehr groß. Die Wunde hatte sich schon schön geschlossen, und nach drei weiteren Tagen mit dem Honig war sie vollkommen zu. Selbst die Narbe ist kaum noch zu sehen.

Dass das alles so schnell geht, hätten wir auch nicht gedacht. Also ich kann den Manuka-Honig nur immer weiter empfehlen, ob bei Halsschmerzen, Husten, Magenentzündungen …

Vielen Dank auch nochmal für Ihr interessantes Buch, ich schlage gerne immer wieder nach.

Viele Grüße, Blandine P. & Peter R.«

Eine frische Wunde, die sofort mit dem Honig versorgt wird, heilt in der Tat sehr schnell. Die antimikrobielle Wirkung, die bei infizierten Wunden vorrangig für ein steriles Wundmilieu sorgt, verhindert hier die Besiedelung der Wunde durch pathogene Keime. Die heilungsfördernden Honigbestandteile können sogleich ungehindert arbeiten. Der Honig sorgt nicht nur für die rasche Granulation, sondern fördert gezielt das Wachstum gesunden Epithelgewebes. Die Devise lautet also nicht »Hauptsache geschlossen – egal wie«, son-

Eine auffällig beschleunigte Heilung durch Honig wird immer wieder beobachtet.

dern »Wundverschluss ohne größere Narbenbildung«.

Bei klaffenden Wunden empfiehlt es sich natürlich, Maßnahmen zu ergreifen, die den Abstand der durchtrennten Hautareale verringern. Die modernen Klammerpflaster, die wir alle aus der Sportberichterstattung kennen, sind dabei recht hilfreich. Die werden zumindest bei nicht allzu großen Platzwunden eingesetzt, weil man damit eine unansehnliche Reißverschlussnarbe, wie sie bei genähten Wunden häufig zurückbleibt, vermeiden kann. Auf den Frankenstein-Charme solcher Nähte verzichten die meisten von uns sicher gern. Blandine benutzte eine stramme Bandage, die einem Auseinanderklaffen der Wunde entgegenwirkt. In manchen Bereichen muss man natürlich darauf achten, dass die Blutzirkulation nicht durch eine zu straffe Binde behindert wird. Da Manuka-Honig selbst unter einem luftdichten Verband seine Wirkung voll entfaltet, eignet er sich in idealer Weise zur Wundversorgung. Und wie Frau P. so schön schreibt, kann man noch so viele interessante Berichte anderer erfolgreicher Anwender gelesen haben, nichts ist so beeindruckend wie die selbst gemachte Erfahrung. Das ist auch dann noch spannend, wenn man bereits diverse Erfahrungen mit anderen Indikationen gemacht hat. Blandine und Peter wissen sehr wohl, dass dank Manuka-Honig aus Husten, Schnupfen, Heiserkeit schnell wieder Jubel, Trubel, Heiterkeit wird. Eine Erkältung oder auch ein gereizter Magen kommen bei den meisten sicher häufiger vor als Platzwunden am Kopf. *Ein* Mittel für fast *alle* Fälle griffbereit zu haben, vermittelt jedenfalls ein beruhigendes Gefühl.

Wie bei den jungen Krebspatienten in der Uniklinik Bonn, wird Manuka-Honig nicht gegen die Krebserkrankung selbst eingesetzt, sondern gegen die infizierten Operations- oder sonstigen Wunden. Ob und in welcher Weise der Honig einen direkten Einfluss auf das Krebsgeschehen ausübt, ist noch zu wenig er-

Manuka-Honig gehört in jede gut ausgerüstete Hausapotheke.

forscht. Dass Manuka-Honig einen positiven Einfluss auf das Wohlbefinden von Patienten ausüben kann, deren Krankheit als unheilbar gilt, zeigt auch das nächste Beispiel.

»Sehr geehrter Herr Mix, ich habe eine chronische unheilbare Lungenerkrankung und nehme seit ungefähr einem halben Jahr den Manuka-Honig mit dem höchsten Aktivwert. Zuerst testhalber zum Verhüten von möglichen Infektionen während der kalten Jahreszeit. Ob es jetzt ›nur‹ am Manuka-Honig liegt, dass ich sehr gut durch diese Jahreszeit ohne größere Erkältungskrankheiten gekommen bin, vermag ich nicht zu sagen, aber ich bin der festen Überzeugung, dass dieser mir sehr dabei geholfen hat. Zurzeit nehme ich noch einen ›schwächeren‹ Aktivhonig, jeweils einen Teelöffel morgens nüchtern und fühle mich wohl damit. Die Meinungen beim Facharzt beziehungsweise meiner Selbsthilfegruppe sind / waren äußerst zwiespältig. Mein Facharzt meinte, es könne ja nicht schaden, und innerhalb der Gruppe hatte ich wenige Zustimmungen und meist fast schon ›Anfeindungen‹ wegen eines ›Wundermittels‹. Allerdings ist nach wie vor meine feste Überzeugung, dass man – ohne Wissen und nähere Informationen (Studie) und TV – nicht so ohne Weiteres ein Mittel verteufeln sollte. Das beruhte fast immer auf Nichtinformationen. Ich bin auch nicht unbedingt ein Mensch, der esoterisch veranlagt ist oder unbedingt auf Homöopathie schwört, eher bin ich schon der Schulmedizin zugetan. Allerdings muss ich beim Manuka-Honig tatsächlich eine Ausnahme machen aufgrund meiner guten Informationen und positiven Ergebnisse der Einnahme. Dies bezieht sich jetzt in erster Linie auf den reinen Honig und nicht die weiteren Mittel, in denen er enthalten ist, obwohl ich auch das Rachenspray, aber nur bei Bedarf, immer bei mir habe.
Mit freundlichen Grüßen, Verena S.«

Verena ist Mitglied einer Selbsthilfegruppe Lungenemphysem-COPD. COPD steht für »Chronisch Obstruktive Lungenkrankheiten«. Wenn man viele Jahre

Lassen Sie sich durch Widerstände aus schlecht informierten Kreisen nicht beirren.

lang an einer chronischen, nicht heilbaren Krankheit leidet, und zudem ärztliche Bemühungen nur mäßige Erleichterung bringen, dann schwindet sicher allmählich jede Aussicht auf Besserung dieses Zustandes. Freies Atmen, eines der wohl elementarsten Bedürfnisse jedes Menschen, ist einfach nicht möglich, und man wird immer empfänglicher für Infekte, die die Situation zusätzlich unerträglich machen. Jeder, der dann noch mit scheinbaren Wundermitteln Hoffnung schürt, die erfahrungsgemäß allzu oft schon enttäuscht wurde, macht sich damit nicht nur Freunde. In »Die Heilkraft des Honigs« beschreibe ich den Fall eines älteren Mannes, dessen Lungen von einem seltenen, antibiotikaresistenten Keim befallen waren, der nach mehrwöchiger Einnahme eines Manuka-Honigs mittlerer Stärke beschwerdefrei und ohne klinischen Befund war. Manche Erfahrungen scheinen nahezulegen, dass der Honig oder zumindest gewisse Bestandteile darin systemisch wirken. Dafür gibt es noch zu wenig Information. Sicher scheint indes, dass Manuka-Honig seine antimikrobielle Wirkung am besten entfaltet, wenn er zum Beispiel auf der Schleimhaut direkten Kontakt mit den Erregern hat. Bei Erkrankungen der Atemwege ist ein Inhalieren des Honigs daher auf jeden Fall von Vorteil. Inwieweit man dazu ein entsprechendes Gerät oder ein klassisches Dampfbad mit Schüssel und Handtuch verwendet, muss man selbst herausfinden.

Für eine systemische Wirkung von Honig gibt es zwar Hinweise, jedoch nur wenige wissenschaftliche Informationen.

Anneliese B. aus Ludwigshafen hat ganz ähnliche Beschwerden wie Verena. Sie schreibt:

»Ich habe ihr Buch Heilkraft Honig gelesen, um Hoffnung auf Besserung meines Zustandes zu bekommen. Habe COPD. Lungenemphysem. Ich nehme seit über einem Jahr den Manuka-Honig UMF20+, dreimal am Tag einen Telöffel voll, ein und finde, dass ich weniger huste und leichter. Auch habe ich eine Erkältung besser in den Griff bekommen.«

Süßes Heilmittel auch für Tiere

Eine leider nicht näher zu verifizierende Anekdote aus Neuseeland berichtet von der zufälligen Entdeckung der offensichtlich gesundheitsfördernden Wirkung des Manuka-Honigs. Ein Bauer, der nebenher imkerte, befand den Honig als zu streng schmeckend und daher ungeeignet für den Verkauf. Also mischte er ihn seinen Kühen unter das Futter, denen es danach ganz prächtig ging. Die Krankheiten, mit denen das Vieh seiner Kollegen sich nach wie vor abplagte, schienen seinen Rindern nichts mehr auszumachen.

Ob sich dies tatsächlich so zugetragen hat, sei mal dahingestellt. Tatsächlich lässt sich Manuka-Honig natürlich auch hervorragend in der Veterinärmedizin einsetzen, zumal sich viele Untersuchungen seiner Wirksamkeit auf Tierversuche stützen. Auch dazu gibt es Erfahrungsberichte. F. S. aus Lake Worth, Florida berichtet:

»Im letzten Jahr fand ich eine Katze mit einem fortgeschrittenen Abszess an ihrer Pfote. Es war derart schlimm, dass Antibiotika es nicht unter Kontrolle bekamen und an Amputation gedacht wurde. Mein Tierarzt zeigte sich mehr als bereit, es mit Manuka-Honig-Wundversorgung zu versuchen. Der Honig wirkte sehr schnell, und mein Veterinär war ziemlich erstaunt darüber, wie schnell der Abszess heilte und

Der Geschmack von Manuka-Honig wird von den meisten als angenehm würzig-aromatisch bezeichnet. Bei Anwendung in einer Wunde ist das eher unerheblich.

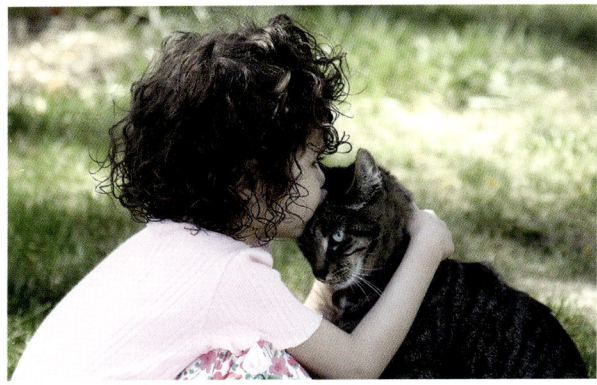

Auch Tiere können mit Manuka-Honig behandelt werden

wie rasch das Fell nachwuchs. Ich bin glücklich, berichten zu können, dass sich die Katze völlig erholte und wieder auf allen Vieren läuft.«

Eine Heilpraktikerin, die auch Tiere behandelt, erzählt von einem Dackel mit rezidivierender Gingivitis (häufig wiederkehrender Zahnfleischentzündung), einer Folge der Staupe, einer schweren Hundekrankheit, die er als Welpe durchmachte. Mit einem Teelöffel Manuka-Honig täglich hat er ein viel besseres Zahnfleisch und kaum noch Mundgeruch.

Die Kollegin behandelte ebenfalls eine 20 Zentimeter lange, 1,5 Zentimeter breite und drei Zentimeter tiefe Risswunde am Hinterbein eines Pferdes, die bereits leicht entzündet war. Ohne örtliche Betäubung war nur eine oberflächliche Reinigung der Wunde möglich. Diese wurde am ersten Tag der Behandlung zweimal dick mit Manuka-Honig UMF20$^+$ gefüllt, ab dem zweiten Tag nur noch einmal täglich. Bereits am dritten Tag war das Fleisch stark rot, viel stärker durchblutet, und eine beginnende Granulation war bereits sichtbar. Die Wunde heilte innerhalb von zwei Wochen mit flachen Wundrändern, also ohne wulstige Narbenbildung, vollständig zu.

Eine Tierärztin, die häufig mit der Heilpraktikerin zusammenarbeitet, verwendet Manuka-Honig MGO400$^+$ bei jeder Kastration, um die Heilung zu beschleunigen. Auch bei anderen inneren und äußeren Anwendungen stellt Manuka-Honig das Mittel der ersten Wahl dar, sowohl bei der Tierärztin als auch bei der Heilpraktikerin.

Hier noch eine nette Geschichte, die belegt, wie ein gesunder Forscherdrang bezüglich des veterinärmedizinischen Einsatzes von Manuka-Honig belohnt wurde. Bea schreibt:

»Hallo, gerne berichte ich über einen ›Feldversuch‹ bei einem Pferd. Meine Tochter hat einen Isländer, und diese Pferde spielen und rangeln sich gerne in der Herde. Da bleiben

Tierärzte entdecken die Vorzüge des Manuka-Honigs und setzen ihn routinemäßig bei ihren Patienten ein.

Verletzungen nicht aus. Wir haben ihr Pferd bei Bisswunden mit Manuka-Honig UMF25 versorgt, einfach den Honig auf die Wunden gestrichen. Genial war die Wirkung. Innerhalb kürzester Zeit waren die Wunden verheilt. Zeitgleich haben wir eine andere Wunde mit den üblichen Cremes behandelt, die sich nachentzündete und eine viel längere Behandlungsdauer hatte. Im Stallschrank steht seither immer ein Glas Honig. Bei dem Versuch, dem Pferd den Honig direkt zu verabreichen, waren wir etwas enttäuscht. Er schmeckte ihm nicht. Aber das kann natürlich auch von Pferd zu Pferd verschieden sein. Ach ja, bei der Pilzbehandlung (was Pferde leider auch haben) haben wir auch den Manuka-Honig eingesetzt, doch mit vorheriger Behandlung mit Manukaöl und Wasser. Die betroffenen Stellen haben wir mit Manukaöl gesäubert und anschließend mit Manuka-Honig bedeckt. Auch hier war schneller Erfolg zu sehen. Wir werden mit Sicherheit noch vieles auch an unseren Tieren weiter versuchen, nachdem der Erfolg so sichtbar war. Ich denke, mit dem Honig kann man auch sehr mutig vorangehen. Denn es kann ja nichts Schwerwiegendes passieren. Es ist ja nur ein harmloser Honig und ein genialer dazu.«

Manukaöl und Manuka-Honig sind ein tolles Gespann.

Harmlos? Nun ja, so mancher Krankheitserreger sieht das sicher ganz anders. Bea meint natürlich, dass bei der Honigbehandlung bestenfalls mit positiven Nebenwirkungen zu rechnen ist, und das ist einfach genial. Sie zeigt auch sehr eindrucksvoll, dass man Manuka-Honig mit anderen Naturprodukten kombinieren kann, worauf auch das nächste Kapitel eingeht.

Was haben Sie zu berichten?
Teilen Sie Ihre Erfahrungen mit anderen Menschen und ermöglichen Sie ihnen damit, dass sie ebenfalls von den segensreichen Heilwirkungen des Manuka-Honigs erfahren und profitieren. Möglicherweise erstelle ich aus den besten Einsendungen ein eigenes Buch.

Produkte, die die positive Wirkung von Manuka-Honig unterstützen

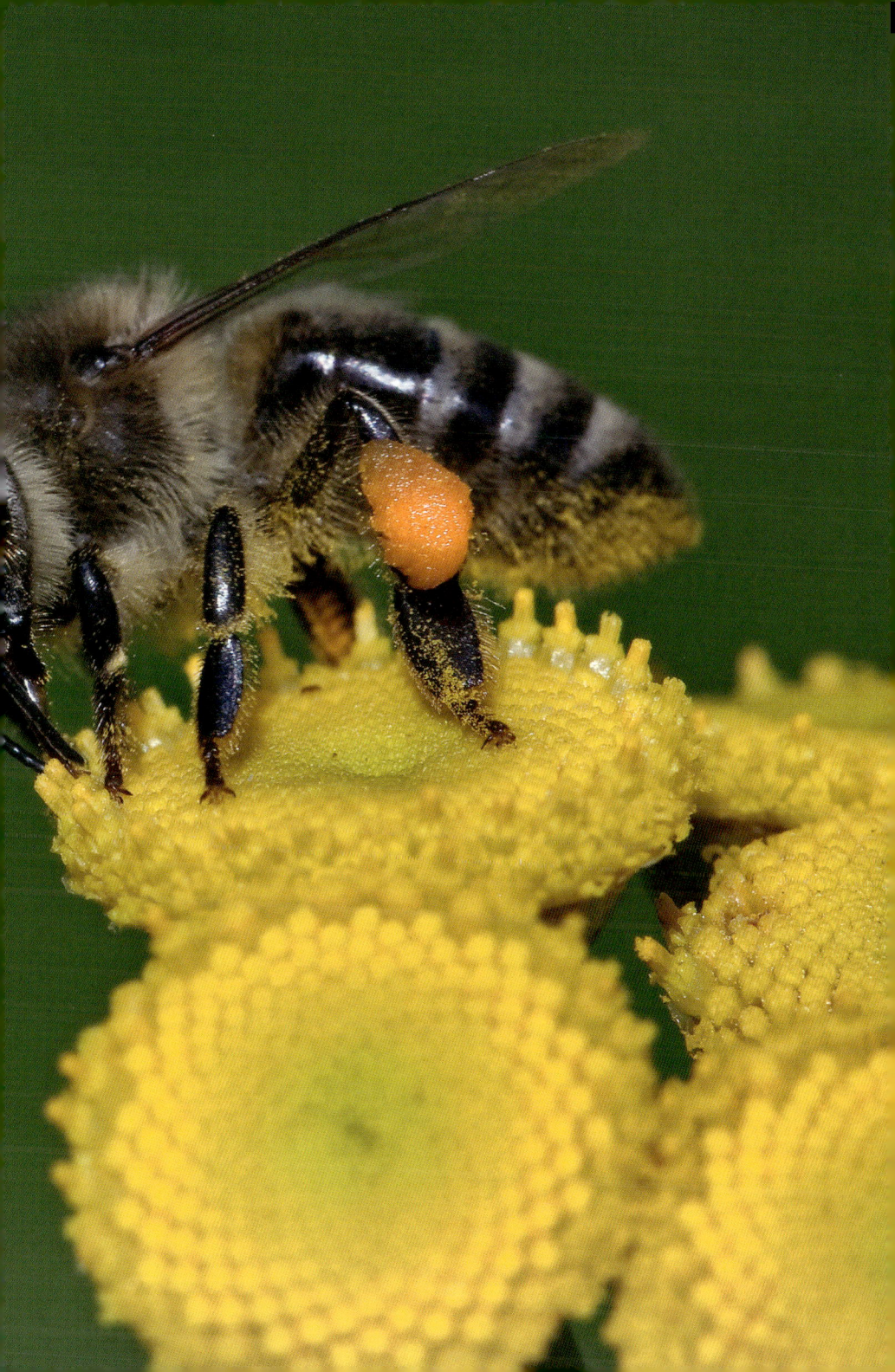

Produkte, die die positive Wirkung von Manuka-Honig unterstützen

Propolis – Zutritt nur für Mitglieder

Propolis ist ein enorm starkes natürliches Antibiotikum und hält den Bienen eine Vielzahl von Erregern vom Hals.

Wenn bereits berühmte griechische Ärzte wie etwa Hippokrates Bienenprodukte zu Heilzwecken einsetzten, so verwundert es wenig, dass eines dieser Immenerzeugnisse einen griechischen Namen trägt. Propolis, was so viel heißt wie »vor der Stadt«. Dabei soll das Bild einer gut geschützten, uneinnehmbaren Festung wiedergegeben werden. Ungebetene Gäste müssen draußen bleiben. Wenn die Nektarkuriere zurück in ihre Stadt kehren, müssen sie zunächst eine Keimfreischleuse passieren. Die breite Propolis-Dekontaminationsanlage am Flugloch lässt keine blinden Passagiere wie etwa Bakterien oder Viren auf den Sammlerbienen einreisen. Das Bienenkittharz wirkt nachweislich auf breiter Front antibiotisch. Es besitzt sowohl antibakterielle, virostatische als auch antimykotische Eigenschaften. Es wird im gesamten Bienenstaat benutzt, um den Arbeits- und Lebensraum des Volkes gegen schädigende Einflüsse von außen hermetisch abzudichten. Doch wird dieses Universalbau- und Schutzmittel nicht nur in alle Ritzen eingebracht, sondern es dient ebenso als Befestigungsmaterial beim Wabenbau. Nur durch das Propolisbollwerk geschützt, können zehntausende von Bienen auf engstem Raum zusammenleben, ohne die ständige Angst, einzelne Infektionsträger könnten eine verheerende Epidemie im gesamten Volk auslösen. Sammel- und Baubienen leisten ihren Beitrag zur Herstellung der Propolis. Harz von Baumrinden und -knospen, vorzugsweise von Pappeln, bildet das Ausgangsmaterial, das die Sammlerinnen im Bienenstock abliefern. Dort wird es dann von den Stockbienen mit Wachs und enzymreichen Sekreten aus ihren Speicheldrüsen angereichert. Die fertige Komposition enthält bis zu 55 Prozent Harz und Balsam, bis zu 40 Prozent Wachs, bis zu zehn Prozent ätherische Öle, etwa fünf Prozent Blütenpollen und zudem Aminosäuren, Mineralstoffe und Spurenelemente, wie Eisen, Kupfer, Magnesium, Mangan, Selen oder Zink, sowie Vitamine A, C, E, H und diverse Angehörige der Familie B.

Wenn es nur auf Einzelwirkstoffe ankommt, warum geben sich die Bienen so eine Mühe damit, einen derart komplexen Cocktail zu mixen?

Besonders von den reichlich enthaltenen Flavonoiden sind Hemm- und Blockademechanismen bekannt, die krebserzeugende Stoffe weitgehend unschädlich machen können. Propolis ist eine vielstoffige Zubereitung mit hohem synergetischem Effekt. Verschiedene Versuchsreihen bescheinigen dem Propolis-Wirkstoffpool krebshemmende Eigenschaften, bis hin zum Auslösen der Rückmutation beziehungsweise Spontanremission von Tumorzellen.

Selbstverständlich suchen Wissenschaftler stets nach dem Hauptwirkstoff, der für eine bestimmte pharma-

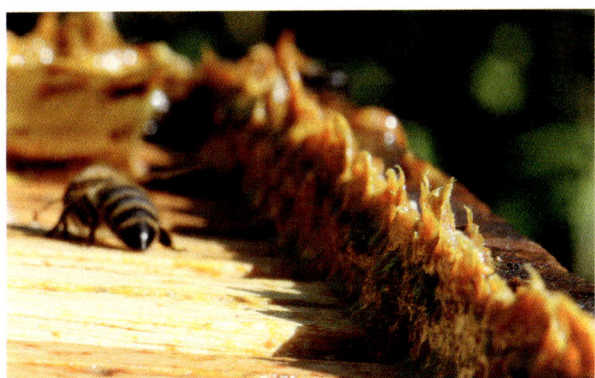

Propolis an einem Bienenstock

kologische Eigenschaft verantwortlich zu machen ist. Isolieren und dann synthetisieren, das entspricht meist der Idealvorstellung, bei der vor allem wirtschaftliche Gründe eine Rolle spielen. Synthetische Wirkstoffe lassen sich patentieren, Naturstoffe nur bedingt.

Propolis ist ein Phytotherapeutikum, also ein Stoff, der vorwiegend pflanzlichen Ursprungs ist. Das Harz für unsere einheimische Propolis sammeln die Bienen überwiegend von Pappeln. In anderen Gegenden der Erde suchen sie nach den jeweils ergiebigsten Lieferanten in der heimischen Flora. Im Südosten Brasiliens ist das das Korbblütengewächs *Baccharis dracunculifolia*, welches medizinisch als Digestivum (verdauungsfördernd) und überhaupt bei Magen- und Darmproblemen und als Tonikum Anwendung findet. Die Bienen bereiten aus dem geernteten Harz eine Propolis mit typisch grüner Farbe. Die darin enthaltenen Flavonoide und vor allem Artepillin C (ARC) entfalten im Körper eine stark antioxidative Wirkung, das heißt sie fangen die äußerst aggressiven freien Radikalen ein, die für den Gesamtorganismus und besonders für Nieren und Leber oxidativen Stress machen. Diabetiker könnten stark davon profitieren, dass durch die Propolis eine Erhöhung der Blutfettwerte und eine Nierenschädigung als Folge der Diabetes zumindest verzögert, wenn nicht ganz verhindert wird. ARC ist ein interessanter Wirkstoff, dem eine stark krebshemmende Wirkung nachgewiesen wurde. Ein anderer nicht minder interessanter Einzelstoff aus Propolis ist CAPE.

Dr. Hiroshi Maruta, der unter anderem an der Universitätsklinik Hamburg-Eppendorf Möglichkeiten der Behandlung von Neurofibromatose und Krebs erforschte, konnte CAPE (Kaffeesäurephenylethylester) als den Stoff isolieren, der die krebshemmenden Eigenschaften der Propolis begründet. Dr. Maruta benutzte »Propolis Liquid 25% Bio30«, da die neuseeländische Propolis den nachweislich höchsten Gehalt

ARC und CAPE – zwei interessante Einzelkomponenten, die sich einen Namen als Radikalenfänger und Krebshemmer gemacht haben.

an CAPE aufweist. Die entsprechenden Studien stimmen sehr zuversichtlich.

Propolis wirkt antibiotisch gegen Bakterien, Pilze, aber auch gegen Viren, was sie zu einem hervorragenden Mittel bei Lippenherpes macht. Zeitig angewendet, mindert es die Heftigkeit und Dauer des Ausbruchs, und es kommt seltener zu Rezidiven (Wiedererkrankungen), nicht zuletzt durch eine nachhaltige Stärkung des Immunsystems.

Laborversuche wiesen darüber hinaus eine Hemmwirkung auf Retroviren wie zum Beispiel das HI-Virus nach. Propolis wurde in seiner entzündungshemmenden Wirkung mit Acetylsalicylsäure (Aspirin) verglichen, die es um das Doppelte übertrifft, wobei unser »Apirin« ohne schädliche Nebenwirkungen auskommt.

Seine Wirkung gegen Pilzerkrankungen ist ebenfalls nachgewiesen und erscheint überdies ziemlich logisch, da das Ausgangsprodukt von der Pflanze zu eben jenem Zweck produziert wird.

Propolis zeigt eine starke Wirkung gegen Bakterien, Viren, Pilze, oxidativen Stress, Gifte und sogar Krebs.

In Zeiten zunehmender Umweltverschmutzung ist ein weiterer Aspekt von großem Interesse: die entgiftende Wirkung von Propolis. In Tierversuchen wurde nachgewiesen, dass Propolis Leberschädigungen durch Tetrachlorkohlenstoff deutlich reduziert. Eine vorsorgliche Einnahme von Propolis-Tinktur wäre somit eine gute Schutzmaßnahme für Beschäftigte in chemischen Reinigungen, wo dieser Stoff eingesetzt wird.

Propolis ist einigen bekannt antioxidativ wirkenden Gemüse- oder Obstsorten in dieser Wirkung stark überlegen. Das zeigt sich auch, wenn es darum geht, Gesundheitsschäden durch Gifte vom Typ der Dioxine zu vermeiden. Dioxine werden erst dann tödlich giftig für uns, wenn es ihnen gelingt, einen bestimmten Rezeptor, nämlich AhR (Arylhydrocarbon) auf der Membrane unserer Zellen zu verändern. Durch eine solche Veränderung werden diese Rezeptoren für ihre eigentliche Aufgabe, der Anbindung lebenswichtiger biochemischer Stoffe, unbrauchbar. Pflanzenstoffe behindern hier die Dioxine bei ihrem schmutzigen Geschäft. Propolis erwies sich auch hierbei um ein Vielfaches wirkungsvoller als diverse Früchte und Gemüse.

Um eine akute Vergiftung mit Propolis zu behandeln, bedarf es jedoch einer ziemlich massiven Dosis. Um die täglich konsumierten Giftstoffe zu neutralisieren, genügt schon eine relativ geringe Menge, circa fünf bis zehn Tropfen am Tag.

Im täglichen Einsatz, besonders im Verbund mit aktivem Manuka-Honig, kann Propolis äußerst hilfreich sein, bei allen inneren und äußeren Entzündungen sowie den meisten Hauterkrankungen. So wie das Kittharz jeden Bienenstock zur uneinnehmbaren Bastion macht, so kann es auch die Schwachstellen in unserer körpereigenen Abwehr abdichten. Sie können jeweils fünf Tropfen Propolis-Tinktur auf einen Teelöffel Manuka-Honig träufeln und einnehmen oder Sie mischen gleich 20 Milliliter Propolis-Lösung in 500 Gramm Manuka-Honig ein.

Propolis mit Manuka-Honig kann Ihren Körper zu einem uneinnehmbaren Bollwerk machen.

Pollen – Frau Dr. Bienes Flower-Power

Ob es je eine Hippie-Bewegung unter den Bienen gab, weiß ich nicht, doch um Bewegung in unsere Gesundheitsvorsorge oder auch Krankheitsnachsorge zu bringen, hätten unsere Blumenfinder wahrscheinlich den Slogan geprägt: »Give Bees a Chance!«. Flower-Power, die Macht der Blüten, steckt geballt im Pollen, den Staubkörnchen der männlichen Blüten. In diesen Energiepaketen liegen die kraftstrotzenden Erbinformationen für künftige Pflanzengenerationen auf kleinstem Raum gebündelt vor, um von Immenkurieren an die weiblichen Empfänger geliefert zu werden. Die Blütentreue der Bienen, das heißt ihre Gewohnheit zunächst Blüten derselben Art aufzusuchen, bevor sie sich den weiteren Angeboten zuwenden, garantiert eine sichere Weitergabe des Blütenstaubes an die passenden weiblichen Blütenstempel. Zur Befruchtung reichen kleinste Mengen, und so bleibt jede Menge Pollen aus dem üppigen Angebot an den Bienen hängen – für alle Beteiligten ein lohnendes Geschäft, auch für uns.

Der getrocknete Pollen, die vornehmlich gelben Körnchen, die Sie im Reformhaus, beim Imker oder sonst wo bekommen, sind die sogenannten Pollenhöschen, die der Bienenbändiger den Sammlerinnen mittels einer raffinierten Vorrichtung an den Toren von Apipolis abgestreift und sofort schonend getrocknet hat. Verantwortungsbewusste Imker lassen ihren Schutzbefohlenen jedoch den Löwenanteil ihrer Pollenernte, die sie als Grundlage für die Produktion von Gelée Royale, Bienengift und als Hauptnahrungsquelle benötigen. Zur Konservierung des Blütenpollens reichern die Bienen ihn mit noch mehr Nektar beziehungsweise Honig an als den, den sie bereits auf ihrem Ernteflug als Haftmittel eingesetzt hatten. Mit Enzymen versetzt, in Waben eingelagert und milchsauer vergoren, entsteht daraus Perga, das Bienenbrot. Die slowakische Forscherin Sona Dubna konnte etliche Stämme von Laktobazillen in Bienenstöcken und in den

Bienen machen sich die Dienste von Bakterien zunutze.

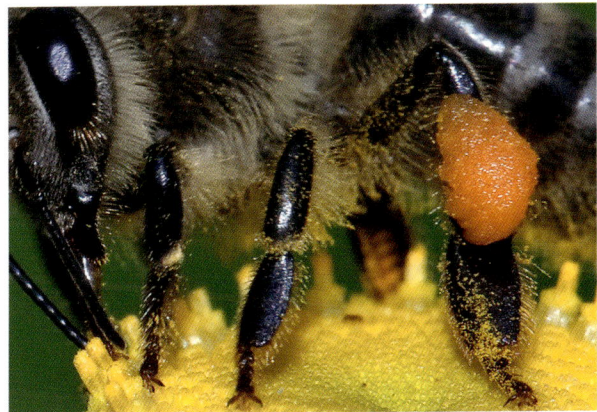

Biene mit Pollen

Bienen selbst nachweisen. Wie bei uns im Darm sorgen diese Milchsäurebakterien auch bei unseren Honigproduzenten dafür, dass sich pathologische Keime nicht ungehindert breitmachen können. Lange bevor wir das Haltbarmachen durch Lagerung in Gefrierschränken kannten, wussten unsere Vorfahren, wie man zum Beispiel Weißkohl für lange Zeit konservieren kann, indem man Sauerkraut daraus herstellt, ein gleichermaßen bekömmliches wie gehaltvolles Lebensmittel. Wer hat's erfunden? Das Haltbarmachen durch Milchsäuregärung war den Bienen bereits bekannt, lange bevor Menschen irgendetwas Nennenswertes zur Geschichte unseres Planeten beizutragen hatten.

> Pollen ist ein vollkommenes Lebensmittel, das Sie bei Kräften und bei Laune zu halten vermag.

Blütenpollen, also die einzelnen winzig kleinen Blütenstäubchen, verfügen über äußerst widerstandsfähige Schutzhüllen aus Exinen. Die Milchsäuregärung schließt die Pollenkörner auf und macht so die wertvollen Inhaltsstoffe zugänglich. Und da steckt so viel drin, dass man sich monatelang ausschließlich von Pollen ernähren könnte, ohne einen Mangel zu erleiden. Für Vegetarier wären Blütenpollen eine ausgezeichnete Eiweißquelle. Mit 30 Prozent liegt der Proteinanteil höher als bei manchem tierischen Nahrungsmittel. Dieser setzt sich wiederum aus den 25 im Körper vorhandenen Aminosäuren zusammen, die alle zehn für uns essentiellen Aminosäuren einschließen. Im 20-prozentigen Vitamin-, Mineralien- und Spurenelemente-Anteil sind darüber hinaus sämtliche 28 im Körper benötigten Mineralien und Spurenelemente enthalten. Dazu kommen noch 35 Prozent verschiedene Zucker, zehn Prozent Wasser und fünf Prozent Fette und Fettsäuren.

Bienenpollen üben einen positiven Einfluss auf Körper und Geist aus. Sie schützen unsere Gefäße, helfen Leber und Nieren beim Entgiften und Regenerieren, wirken leistungssteigernd und ausgleichend bei Erschöpfungs- und Stresszuständen und können regelrechte Stimmungsaufheller sein.

Sie, liebe Leser können selbstverständlich ein wenig mit Fermentationsverfahren experimentieren, zum Beispiel mit Starterkulturen oder Brottrunk. Ein Rezept, das Ihnen die verborgenen Schätze des Pollens sehr rasch erschließt, ist folgendes:

Rühren Sie einen Esslöffel Blütenpollen und einen Teelöffel Manuka-Honig in 150 Gramm Joghurt mit lebenden Kulturen ein. Warten Sie circa 15 Minuten und rühren Sie nochmals kräftig durch. Die Mischung sollte danach ziemlich gelb aussehen und nur noch vereinzelt Pollenkörner enthalten.

Gelée Royale – Geheimnisträger Ihrer Majestät

Das königliche Gelee ist ohne Zweifel das mysteriöseste Produkt aus dem Bienenlabor. Die Inhaltsstoffe dieses Bienenköniginnenfutters sind zwar weitgehend in ihren Anteilen und ihrer Zusammensetzung analysiert. Es handelt sich um eine Emulsion, die zu etwa 65 Prozent aus Wasser, zu circa 15 Prozent aus diversen Zuckern, zu ungefähr 13 Prozent aus Proteinen, die eine Menge essentieller Aminosäuren enthalten, und zu etwa fünf Prozent aus Lipiden (Fette und Fettsäuren) besteht. Die restlichen zwei Prozent setzen sich aus Mineralsalzen, organischen Säuren und Vitaminen, vor allem aus der B-Gruppe zusammen. Dennoch wird es wohl keinem Druiden der Welt je gelingen, den Bienen das wohlbehütete Geheimnis ihres Zaubertranks vollständig zu entlocken.

Arbeit adelt, behaupten manche Zeitgenossen, die keine hochwohlgeborene Herkunft mit blauem Blut ausgestattet hat. Bei den Bienen machen zwei Tage mehr Muttermilch den Unterschied, der aus einer Bürgerlichen eine Königin werden lässt. Die königliche Kraftspeise, die in den Schlunddrüsen der Arbeiterin-

Gelée Royale unterliegt dem Bienengeheimnis.

Produkte, die Manuka-Honig unterstützen

> Ihre Langlebigkeit bei bester Gesundheit trotz kräftezehrender Lebensaufgabe verdankt die Bienenkönigin vor allem ihrer exklusiven Ernährung.

nen während ihres Pflichtdienstes als Ammenbienen, also zwischen ihrem sechsten und zwölften Lebenstag, gebildet wird, erhalten alle Bienen ohne Ansehen ihres Standes oder Geschlechts für drei Tage. Die Königinnenlarve entwickelt sich in der Weiselzelle aufgrund der Extraportion der adeligen Muttermilch in der Rekordzeit von 16 Tagen. Bei der arbeitenden Bevölkerung, die lediglich das Gelée-Royale-3-Tage-Start-Paket mitbekommen hat, dauert die Entwicklung 21 Tage und führt zu einem erheblich kleinerem Körper mit deutlich kürzerer Lebensdauer von maximal sechs Wochen im Sommer und vielleicht sechs Monaten im Winter.

Die Regentin des Bienenstaates kann durchaus einige Jahre alt werden, die sie keineswegs mit süßem Nichtstun und eitlem Partytreiben verbringt. Nur sie kann den Fortbestand des ganzen Volkes durch die unermüdliche Ablage von circa 2000 Eiern täglich sicherstellen. Damit sie eine derart kräftezehrende Aufgabe jahrelang durchstehen kann, wird sie zeitlebens von ihrem Hofstaat mit jenem geheimnisvollen Kraftelixier Gelée Royale gefüttert.

Die Königinnennahrung hält unsere royale Legemaschine nicht nur bei Kräften, sondern ebenfalls bei bester Gesundheit. Im Labor konnte nachgewiesen

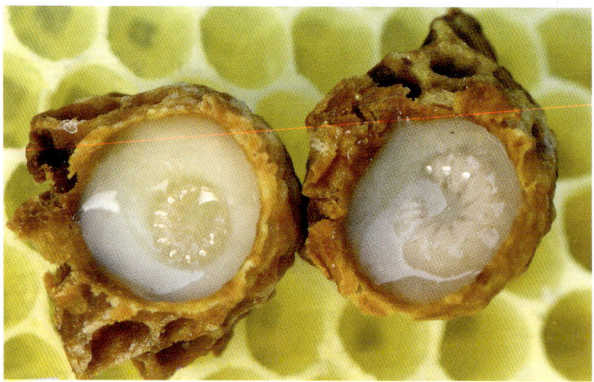

Weiselzellen

werden, dass Gelée Royale eine selektiv antibiotische Wirkung sowohl Bakterien als auch Pilzen und Viren gegenüber entwickelt. Forscher, wie der Virologe Prof. Eberhard Bengsch, halten Gelée Royale für ein ausgezeichnetes Akut- und Prophylaxemittel gegen Grippe.

Das königliche Naschwerk erweist sich für uns als erlesener Energiespender bei körperlichen und geistigen Erschöpfungszuständen. Acetylcholin, Panthenol und andere teils hormonähnliche Inhaltsstoffe üben einen belebend positiven und ausgleichenden Einfluss auf Körper und Geist gleichermaßen aus und sorgen somit sowohl für innere als auch für äußere Kraft und Schönheit.

> Gelée Royale ist ein geheimnisvolles Luxuselexier, das wir nur sparsam in den Dienst unserer Gesundheit und Schönheit stellen sollten.

Gelée Royale ist Luxus pur, den wir uns nur gelegentlich leisten sollten, denn es ist ja eigentlich nicht für uns gemacht worden und wird häufig unter dubiosen Verhältnissen den Bienen durch Täuschung entlockt. Nachdem wir es aus vertrauenswürdiger Quelle erworben haben, sollten wir es unbedingt gekühlt und lichtgeschützt aufbewahren.

Ein Einrühren von Gelée Royale in Honig dient ebenfalls als Schutz für das empfindliche Weiselfutter und erweitert gleichzeitig das Wirkspektrum des Honigs. Eine gute Mischung bestünde hierbei aus 25 Gramm Gelée Royale auf 500 Gramm Manuka-Honig. Handelsübliche Mischprodukte enthalten meist einen geringeren Anteil an Gelée Royale. Gesundheitsaufgaben, die auch von üppiger vorhandenen Bienenprodukten, wie Honig und Blütenpollen, erledigt werden können, bedürfen nicht unbedingt dieses Luxusmittels.

Grüner Tee – anregend heilsam

»Ich hatte nichts zu verlieren, außer meinem Leben und dachte mir als Naturwissenschaftler, was im Reagenzglas klappt, könnte auch in meinem Körper funktionieren. Nebenwirkungen waren nicht zu befürchten.« Diese Aussage stammt von einem eingefleischten Schulmediziner, dem pensionierten Heidelberger Hämatologen Prof. Werner Hunstein und ist einem Artikel in der »Welt« vom 16. November 2007 entnommen. In einer Praxis, in der ich einmal beschäftigt war, lag diese Zeitungsseite zum Lesen für die Patienten aus.

Es ist nicht einfach, in hohem Alter umzudenken, aber es ist möglich.

Der Bericht beschäftigte sich mit den erstaunlichen Wirkungen, die von Grünem Tee ausgehen. Prof. Hunstein litt an einer Systemischen Leichtketten-Amyloidose, einer leukämieähnlichen Blutkrankheit, bei der krankhafte Plasmazellen sogenannte Leichtketten produzieren. Das sind Proteine, die eigentlich für das Immunsystem nützlich sind und sich nach Gebrauch wieder auflösen. Bei dieser fehlerhaften Produktion klumpen sie stattdessen zusammen und bilden unauflösliche Fäden, die Amyloidfibrillen, die sich wiederum in den Organen ablagern und diese verdicken und verhärten, bis sie nicht mehr funktionieren.

Bei Professor Hunstein war das Herz vergrößert, die Herzscheidewand verdickt, wie auch die Zunge, so dass er im Sprechen und bei geringsten Anstrengungen insgesamt stark eingeschränkt war. Die obligatorische Chemotherapie mit hohen Cortisongaben vermochte die Krankheit lediglich zu stabilisieren, selbstverständlich mit allen unerfreulichen Begleiterscheinungen wie Geschmacksstörungen, Schlaflosigkeit, körperliche Schwäche und enormem Gewichtsverlust. »Ich erlebte am eigenen Körper, wie es meinen Patienten ging, denen ich solch einschneidende Therapien zu verordnen hatte«, erinnert sich der Professor, »ich war im August 2006 austherapiert und wartete nur noch auf den Tod.«

Zwei seiner ehemaligen Oberärzte rieten ihm zu Grünem Tee, nachdem sie einen Vortrag des Molekularmediziners Prof. Erich Wanker am Max-Delbrück-Zentrum in Berlin gehört hatten. Im Reagenzglas hatte dieser Untersuchungen vorgestellt, wonach mit einem bestimmten Inhaltsstoff des Grünen Tees – dem EpiGalloCatechinGallat (EGCG) – Amyloidablagerungen verhindert und aufgelöst werden können.

Der »knallharte Schulmediziner« trank fortan bis zu zwei Liter Grünen Tees täglich, den er aus drei bis vier Teelöffeln pestizidfreiem Grüntee auf einen Liter siedendheißem Wasser bereitete. Die Mischung muss danach drei bis fünf Minuten ziehen. Entgegen der allgemeinen Empfehlung, das Wasser bei Grünem Tee erst auf 70 bis 60°C abkühlen zu lassen, werden die wichtigen Inhaltsstoffe durch heißeres Wasser besser gelöst. Schon nach wenigen Wochen fühlte sich Werner Hunstein deutlich besser, und nach 14 Monaten ergaben die Herzmessungen schon annähernd normale Größe und Dicke. Erfahrungen wie diese machen Mut, und es laufen derzeit etliche internationale Studien, die über die Wirkungsweise und den medizinischen Einsatz des Grünen Tees Aufschluss geben sollen.

Den Bioaktivstoffen in Grünem Tee, den Polyphenolen beziehungsweise Flavonoiden, wird ein positiver Einfluss auf eine Vielzahl von teils sehr schwerwiegenden Erkrankungen zugeschrieben. So konnte eine deutliche Verlangsamung des Tumorwachstums und Hemmung der Metastasierung bei den häufigsten Krebserkrankungen nachgewiesen werden. Wie beim Honig beobachten wir beim Grünen Tee ein Zusammenwir-

Methylglyoxal (MGO) übersteht, im Gegensatz zu Glucose-Oxidase (GOD) auch heißere Temperaturen, wie sie im Tee gewöhnlich vorliegen.

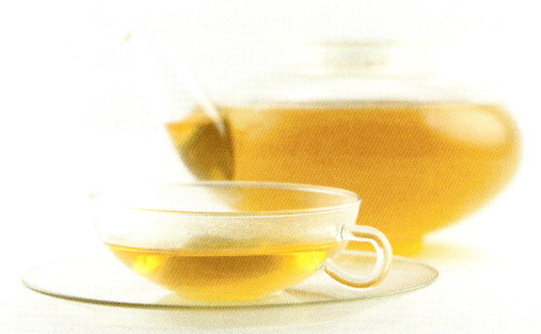

Frisch aufgebrühter Grüner Tee

ken mehrerer Faktoren. Entzündungshemmende und antioxidative Stoffe verhindern chronische Veränderungen im Gewebe, die bösartig entarten könnten. Die Radikalfänger im Grüntee sollen wesentlich wirkungsvoller sein als beispielsweise die Vitamine C und F.

Zur Vorbeugung einer Krebserkrankung und um ein rasches Fortschreiten einer bereits bestehenden Erkrankung zu hemmen, ist Grüner Tee hervorragend geeignet. Sollten Sie sich jedoch in einer konventionellen Chemotherapie, etwa mit dem Wirkstoff Bortezomid, befinden, so könnten entsprechende Mengen Grünen Tees einen etwas trügerischen Eindruck erwecken, wie man aus der Krebsforschung am Klinikum Nürnberg zu berichten weiß. Sie fühlen sich vielleicht ungewöhnlich gut, weil Nebenwirkungen wie Übelkeit und Erbrechen ausbleiben, was aber daran liegt, dass auch die Hauptwirkung nicht erfolgt. Das EGCG aus dem Tee bindet das Bortezomid und verhindert damit sein Eindringen in die Zelle.

Das zeigt andererseits sehr eindrucksvoll, welch ungeheure Kraft in den sekundären Pflanzenstoffen steckt. Wenn wir Grüntee nun noch mit Manuka-Honig kombinieren, so hat unser Immunsystem zwei sehr effektive Verbündete auf seiner Seite. Die Liste der Erkrankungen, bei denen Grüner Tee hilfreich ist, ist ziemlich lang. Er fördert die Darm- und Nierentätigkeit und beschleunigt den Stoffwechsel. Die Atmung, auch die Zellatmung, wird gefördert. Sichtbare Ergebnisse sind eine schlankere Figur und eine reinere Haut, was Sie auch mit eigenen Augen begutachten können, da sich selbst die Sehkraft verbessert. Glieder und Gelenke werden entlastet, und der Blutdruck normalisiert sich. Ablagerungen in den Gefäßen werden vermindert, da auch der Blutcholesterinspiegel gesenkt wird. Studien belegen, dass Grüner Tee ein gutes Mittel gegen Karies ist. Zwar wird dies mit seinem Fluorgehalt erklärt, jedoch steht Fluor andererseits im Verdacht,

Grüner Tee und Manuka-Honig bringen eine Vielzahl von Bioaktivstoffen in ihre Mischung ein, so dass die Aufzählung ihrer Anwendungsgebiete fast unüberschaubar wird.

den Alterungsprozess zu beschleunigen, und Grünem Tee wird genau das Gegenteil nachgesagt. Eine Stärkung der Abwehrkräfte und Genesungsförderung durch Grünen Tee ist nicht zuletzt auf seine reinigende Wirkung, mit der er vor allem unserer Leber die Arbeit erleichtert, zurückzuführen. Anwender von Manuka-Honig mit Grünem Tee können ein Loblied auf dieses Power-Duo singen. Selbst gemischt oder als Fertigprodukt hat Manuka-Honig mit Grüntee Menschen zum Beispiel geholfen, eine hartnäckige Blasen- beziehungsweise Prostataentzündung auszukurieren.

Aloe Vera – noch eine ganze Apotheke

Die Aloe ist eine agavenähnliches Liliengewächs, das zunächst an Kakteen erinnert, zumal es unter vergleichbaren klimatischen Bedingungen gedeiht. Botanisch werden zudem einige Hundert Arten unterschieden, von denen sich einige als medizinisch besonders wertvoll hervortun. »Aloe vera Linné« gehört zu den Bekannteren, neben »Aloe arborescens Miller«. Der Einfachheit halber sprechen wir im Weiteren nur noch von Aloe Vera oder kurz von Aloe, die außerdem zur Großfamilie der Sukkulenten (Wasserspeichernden) gehört, welche mit wenig Wasser hervorragend haushalten können und prima mit Wüstenklima zurechtkommen.

Ähnlich wie beim Honig handelt es sich bei der Aloe ebenfalls um einen sehr umfangreichen Wirkstoff-Cocktail, der sich aus ein paar Hundert einzelnen Inhaltsstoffen zusammensetzt. Sowohl die Vielfalt der Wirkstoffe als auch das breite Spektrum der medizinischen Anwendungsgebiete veranlassen Forscher wie Laien von einer kompletten Apotheke in einer Heilpflanze zu schwärmen. Innerlich angewendet, reichen die Berichte von Entzündungen im Mund sowie im gesamten Magen-Darm-Trakt über Verdauungsprobleme

Aloe Vera mit Manuka-Honig – damit vereinen wir zwei ganze Apotheken, die für uns 24 Stunden täglich, sieben Tage die Woche geöffnet haben.

bis hin zu Krebs und sogar Aids, äußerlich von Juckreiz über entzündliche und infektiöse Prozesse bis zu schweren Verbrennungen.

Besonders beeindruckend erscheinen mir die Erfolge, die der brasilianische Franziskanerpater Romano Zago bei vielen Krebspatienten erzielen konnte. Die bloße Einnahme einer einfachen Mischung aus Aloe, Honig und Rum soll bei ihnen die Heilung bewirkt haben, obwohl sie bereits »austherapiert« waren, ihr Krankheitsprozess also bereits soweit fortgeschritten war, dass keine therapeutischen Mittel mehr zur Verfügung standen und man in Kürze mit ihrem Ableben rechnen musste.

Die Rezeptur besteht aus 300 Gramm Aloeblättern, bei denen lediglich die dornigen Ränder abgeschnitten wurden und die mit einem Küchenmixer zu Brei zerkleinert werden. Nun mischt man noch 500 Gramm Honig und vier Esslöffel Rum dazu. Besonders durch die mitverwendete, wertvolle Blatthaut schmeckt dieser Smoothie, trotz der großen Honigmenge, immer noch ziemlich bitter. Das weiß ich, weil ich ihn bereits selbst hergestellt habe.

Der Zuckerrohrschnaps mag dazu dienen, die Mischung zu konservieren, da die Menge ausreicht, um über mindestens zehn Tage circa 15 Minuten vor jeder

300 Gramm Aloe, 500 Gramm Honig und 4 Esslöffel Rum. Diese Mischung soll wahre Wunder bewirken.

Echte Aloe (Aloe Vera)

Mahlzeit einen Esslöffel davon einzunehmen. Trotzdem ist ein kühler Aufbewahrungsort ratsam, um eine Gärung zu vermeiden. Was mich natürlich sehr freut, ist die Tatsache, dass der Honig nicht auf seine Eigenschaften als Süß- und Konservierungsstoff reduziert wird. Entsprechende Forschungen belegen, dass die Honig-Aloe-Mischung etwa doppel so effektiv ist wie die Aloe allein. Für alle, die um die enormen Heilkräfte des Honigs wissen, ist dies keineswegs verwunderlich. Schließlich haben wir es hier quasi mit der Fusion zweier ganzer Apotheken zu tun. Da werden ungeahnte Synergieeffekte erzeugt.

Honig verdoppelt die gute Wirkung von Aloe Vera.

Frische Aloe-Pflanzen stehen uns leider nicht überall zur Verfügung. Achten Sie jedoch auf jeden Fall darauf, keine denaturierten, kristallisierten und überhitzten Produkte zu verwenden, da hier sowohl die gewünschte Hauptwirkung nur mangelhaft erfolgt als auch mit unerwünschten Nebenwirkungen zu rechnen ist.

Die traditionelle Rezeptur geht von der Verwendung eines guten, echten Bienenhonigs aus. Aktiver Manuka-Honig ist hierzu sicher hervorragend geeignet. Entsprechende Mischprodukte sind im Handel erhältlich.

Durch eine diesbezügliche Anfrage gelangte ich zu einer zugegebenermaßen noch recht spekulativen Erkenntnis: Krebszellen können ihre Energie lediglich aus Zucker beziehungsweise Kohlehydraten gewinnen, nicht jedoch aus Fett oder Eiweiß, wie dies gesunde Zellen zu tun vermögen. Ihr so veränderter Stoffwechsel produziert große Mengen von Milchsäure, die sofort in Laktat und Protonen zerfällt. Insbesondere die Protonen, die durch die Zellmembran gepumpt werden, übersäuern und verätzen das umliegende Gewebe, so dass es zu einer Ausbreitung des Krebsgeschehens kommt. Eine ketogene Diät wird daher in der alternativen Krebsbehandlung eingesetzt, um die Tumorzellen auszuhungern. Diese besteht vornehmlich aus reichlich Fett, genügend Eiweiß und ganz wenig

Kohlenhydraten. Wie kann dann Honig gegen Krebs wirken, wenn er doch größtenteils aus Zucker besteht, und Krebszellen sich von Zucker ernähren? Hier wage ich die Hypothese, dass mit dem Zucker des Honigs die antikanzerogenen Stoffe der Aloe in die Zelle eingeschleust werden. Bei Verwendung von aktivem Manuka-Honig kommt noch mit Methylglyoxal ein Wirkstoff hinzu, der für die Auslösung der Apoptose, dem programmierten Zelltod, notwendig ist.

Zimt – ein aromatischer Stern am Honighimmel

Seit ein paar Jahren kursieren Berichte über die Heilwirkung einer würzigen Mischung, die wir am ehesten mit der Winterbäckerei in Verbindung bringen – Honig mit Zimt. Diesem Cocktail, gemischt in unterschiedlichen Mengenverhältnissen, wird, innerlich und äußerlich angewendet, ein breites Spektrum von gesundheitsfördernden Eigenschaften zugeschrieben. Als ein Warnruf durch die Medien hallte, der vor zu reichlichem Genuss von Zimtsternen warnte, fragte sich so mancher, ob dies nicht der verzweifelte Versuch der Pharmaindustrie sei, diese preiswerte, vermeintliche Konkurrenz zu diffamieren. Wer weiter nachforschte, konnte etwas über bedenklich hohe Cumarinwerte erfahren. Diesen Stoff kennen wir aus dem herrlichen Duft von trocknendem Süßklee oder Waldmeister. Cumarinderivate finden sich in Blutverdünnungsmitteln und Rattengift, da es sich hierbei um einen Gegenspieler des Vitamins K handelt, welches eine wichtige Rolle bei der Blutgerinnung spielt. Berichterstatter, die seinerzeit um Objektivität bemüht waren, räumten ein, dass man Zimt schon in sehr großen Mengen verzehren müsste, um einen gesundheitlichen Schaden zu erleiden. Auch fand sich der Hinweis,

Gönnen Sie sich vorsichtshalber einen Zimt in Bio-Qualität.

dass billiges Zimtpulver aus China weit mehr Cumarin enthielt als zum Beispiel Zimtstangen aus Sri Lanka.

Zimt und Zucker sind eine beliebte Würzmischung auf Sauermilch oder Zwetschgenkuchen. »Zimt gegen Zucker« ist ein hoffnungsvoller Slogan für Diabetiker. Die ausgewogene Zusammensetzung des Honigs aus verschiedenen Zuckern, besonders bei hohem Fruchtzuckeranteil, macht ihn ohnehin für Diabetiker geeignet. Eine Zimtbeimengung wirkt zusätzlich blutzuckersenkend. Die Palette der erprobten Anwendungsgebiete umfasst allerdings weit mehr als die diabetische Stoffwechselstörung. Herzkreislauferkrankungen, Arthritis und sogar Magen- oder Knochenkrebs sollen sich damit erfolgreich behandeln lassen. Eine fördernde Wirkung auf das Immunsystem wurde genauso beobachtet wie antimikrobielle und entzündungshemmende Eigenschaften. So lassen sich Blaseninfektionen, Magen- und Darmbeschwerden und Erkältungskrankheiten damit therapieren.

Zimt in Manuka-Honig verrührt ergibt eine gesunde aromatische Paste, die lecker ist und hilft.

Man sagt der Honig-Zimt-Mischung einen erfrischenden und verjüngenden Vitalisierungseffekt nach, was vielleicht mit Cholesterinsenkung und der Beseitigung von Verdauungsproblemen und Blähungen zusammenhängt. Auch hier könnte die Mischung mit Manuka-Honig interessante Synergieeffekte bringen. Probieren Sie es mal mit einem Esslöffel Manuka-Honig, den Sie mit einem gestrichenen Teelöffel Zimtpulver verrühren. Genießen diese Mixtur ganz langsam, und beobachten Sie, vielleicht über einige Wochen, ob und wie sich Ihre körperliche Verfassung verändert. Darüber dürfen Sie mir auch gern berichten.

Sicher könnte ich die Liste der Naturprodukte, die sich als Mischkomponenten für Manuka-Honig eignen, noch erweitern. Aber in diesem Buch geht es ja vornehmlich um Manuka-Honig, und so will ich es vorerst damit bewenden lassen.

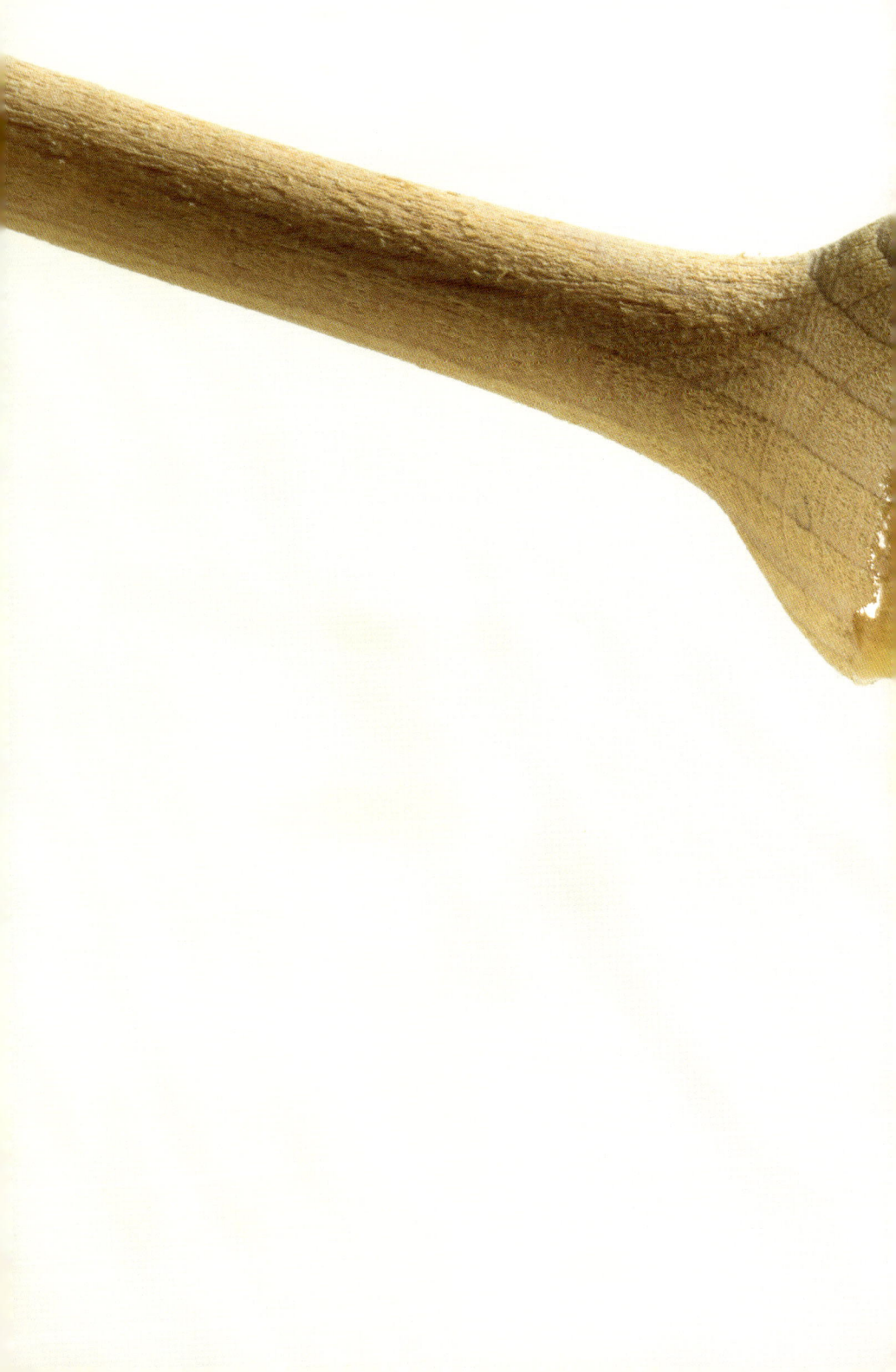

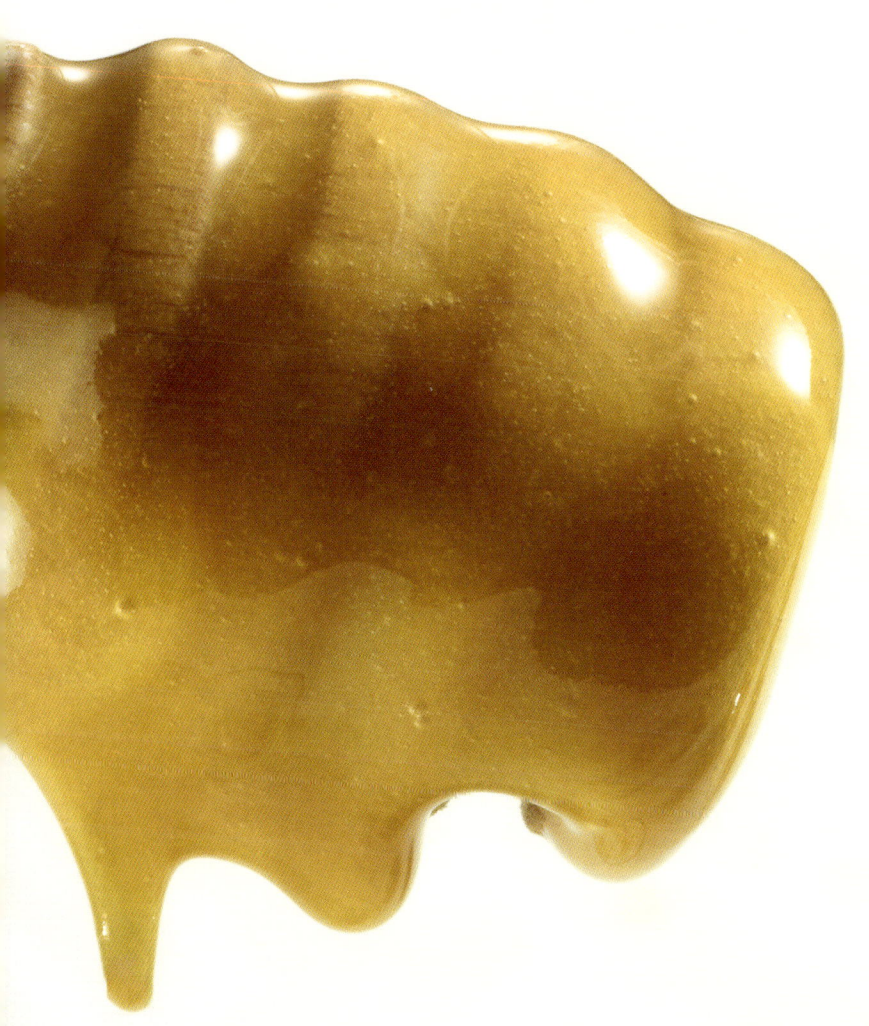

Zum schnellen Nachschlagen – Anwendungen von A bis Z

Zum schnellen Nachschlagen – Anwendungen von A bis Z

Auch wenn Manuka-Honig zuweilen als Allheil- bis Zaubermittel empfunden wird, so scheint es doch empfehlenswert, bei ernsten gesundheitlichen Problemen die Therapie mit einem Arzt oder Heilpraktiker abzustimmen. Bringen Sie den Honig immer gezielt an den Ort, an dem er wirken soll, zum Beispiel zu einem Entzündungsherd beziehungsweise dorthin, wo eingedrungene Keime eine Infektion ausgelöst haben. Eine systemische Wirkung der Honiginhaltsstoffe kann allerdings nicht völlig ausgeschlossen werden. Dafür gibt es zu viele Erfolgsgeschichten von Menschen, die nur über die regelmäßige Einnahme von Manuka-Honig ihre Gesundheitsprobleme in den Griff bekamen. Inwieweit es sich dabei um eine Stimulanz des Immunsystems, also um Hilfe zur Selbsthilfe, handelte, ist eigentlich unerheblich. Hier nun die alphabetisch geordneten Anwendungsempfehlungen, die keineswegs Anspruch auf Vollständigkeit und Unfehlbarkeit erheben.

Abszess Manuka-Honig MGO100$^+$ oder stärker direkt in und auf den verkapselten Entzündungsherd bringen und verbinden. Arzt aufsuchen. Regelmäßig kontrollieren.

Akne Manuka-Honig MGO100$^+$ auf die betroffenen Hautpartien auftragen und abdecken. Am besten in Zeiten ohne große Öffentlichkeit und über Nacht.

Allergien Je nach Ursache und Symptomatik Manuka-Honig MGO100$^+$ äußerlich auf entzündliche Hautprozesse, innerlich MGO400$^+$ zur Stabilisierung des Immunsystems. Reaktionen vorher mit kleinen Mengen austesten.

Aphthen Kleine Mengen Manuka-Honigs MGO250$^+$ immer wieder direkt auf die Läsionen der Mundschleimhaut oder des Zahnfleischs auftragen und möglichst lang im Mund behalten. Wechselnde oder gemischte Behandlung mit Propolis-Tinktur verstärkt die Wirkung.

Arthritis Circa ½ Teelöffel Manuka-Honig in kreisenden Bewegungen in die Haut um das betroffene Gelenk einmassieren. Danach in zupfenden, wippenden Bewegungen den Honig mit den Fingern beziehungsweise der ganzen Handinnenfläche wieder abnehmen, bis die kaugummiähnliche Masse nur noch an der Hand, aber nicht mehr auf der behandelten Haut klebt. Hand lauwarm waschen. Das Gelenk mit Manuka-Honig MGO100⁺ oder stärker bestreichen und verbinden, am besten mit einem Folienverband. Das können Sie auch ohne vorherige Honig-Massage machen. Eine gleichzeitige Einnahme von Manuka-Honig und anderen Bienenprodukten wie Propolis und Blütenpollen unterstützt die Behandlung von innen.

Asthma Regelmäßige Dampfbäder mit Manuka-Honig MGO250⁺ durchführen und kleine Mengen über den Tag verteilt lutschen. Abends den Honig in beide Nasenlöcher einführen und auf die Brust im Bereich der Bronchien auftragen und abdecken (Baumwolltuch, Folie, Wickeltuch – nicht einengend).

Augenentzündung Eine kleine Menge Manuka-Honig MGO100⁺, eventuell stärker, mit dem selbstverständlich sauberen kleinen Finger in das untere Augenlid einbringen und mit dem Wimpernschlag verteilen. Achtung! Vorübergehend ist mit starkem Brennen, Rötung und Tränenfluss zu rechnen. Den Honig auch, besonders nachts, mittels eines damit bestrichenen Wattepads auf das Auge aufbringen und mit einer Augenbinde fixieren. Behandlung auch nach Besserung noch bis zur vollständigen Heilung fortsetzen.

Bauchspeicheldrüsenentzündung (Pankreatitis) Verzichten Sie konsequent auf Alkohol und Raffinadezucker. Nehmen Sie dreimal täglich einen Teelöffel Manuka-Honig MGO400⁺ ein, einmal davon zusammen mit einem Esslöffel Blütenpollen in 150 Gramm Joghurt eingerührt. Eine Einnahme im Liegen kann die Wirkung verbessern.

Bindehautentzündung
Siehe → Augenentzündung, gleiche Vorgehensweise.

Blasenentzündung Trinken Sie über den Tag verteilt ein bis zwei Liter Grünen Tee mit je einem Teelöffel Manuka-Honig MGO400⁺ pro Tasse. Frauen können einer Blaseninfektion durch über den Harnleiter aufsteigende Keime zusätzlich entgegenwirken, indem sie einen honiggetränkten Tampon einführen, eventuell vermischt mit fünf bis zehn Tropfen alkoholfreier Propolis-Lösung.

Borreliose Vorbeugend können Sie auf den frischen Zeckenbiss Propolis-Tinktur aufträufeln und ihn danach mit einem Manuka-Honig-Pflaster verbinden. Für eine systemische Wirkung gibt es, wie bereits erwähnt, keine gesicherten Erkenntnisse aus der Forschung, dafür jedoch Mut machende Berichte von Anwendern, die durch die Einnahme von zwei- bis dreimal täglich einem Teelöffel Manuka-Honig MGO400⁺ und eventuell weiteren flankierenden Maßnahmen, von Bettlägerigkeit und Rollstuhl wieder zu einem relativ normalen Leben zurückgefunden haben wollen.

Bronchitis Kleine Mengen Manuka-Honig MGO250⁺ über den Tag verteilt lutschen. Einen Teelöffel des Honigs in Hustentee (Thymian, Huflattich, Spitzwegerich etc.) einrühren und in kleinen Schlücken trinken. Mit den frischen Kräutern oder auch mit geriebenem Meerrettich oder gehackten Zwiebeln können Sie außerdem einen Sirup ansetzen. Kleinschneiden, eventuell walken und in den Honig einrühren. Über Nacht ziehen lassen und nach Bedarf teelöffelweise einnehmen. Sehr gut eignet sich auch folgende Mischung: Einen Esslöffel Manuka-Honig in einem Glas warmen Wassers auflösen und einen kräftigen Schuss Apfelessig dazugeben und sogleich schluckweise trinken.
Siehe → Asthma

Candida albicans Neben einer Pilzdiät, also weitgehendem Verzicht auf Kohlenhydrate, probieren Sie es mit dreimal täglich einem Teelöffel Manuka-Honig MGO400⁺ und jeweils zehn Tropfen Propolis-Tinktur. Bei Vaginalmykose hilft häufig bereits das einmalige Einführen eines honiggetränkten Tampons.
Siehe → Blasenentzündung

Colitis ulcerosa Chronisch entzündliche Darmerkrankungen gelten als unheilbar. Versuchen Sie es trotzdem mit der Einnahme von dreimal täglich einem Teelöffel Manuka-Honig MGO400⁺ wieder mit je zehn Tropfen Propolis-Tinktur. Zusätzlich können Sie Einläufe mit warmem Kamillen- oder Salbeitee machen, in dem Sie den Honig aufgelöst haben. Nehmen Sie etwa zwei Esslöffel Manuka-Honig MGO400⁺ auf einen ½ Liter Tee. Vermeiden Sie Stress.

Couperose (Gesichtsrose, Rosazea)
Neben einem gestörten Immunsystem werden überschießende Nerven- und Gefäßreaktionen, aber auch mikrobielle Auslöser wie die Demodex-Milbe diskutiert. Scharfes Essen, Alkohol und plötzliche Temperaturwechsel verschlimmern das Erythem (Rötung), das vor allem im Gesicht auftritt. Durch seine antimikrobielle Wirkung, die sich zumindest gegen bakterielle Sekundärinfektionen, vielleicht aber auch gegen die Milben direkt richtet, sowie durch seine antientzündlichen Eigenschaften, empfiehlt Manuka-Honig sich unbedingt für einen Behandlungsversuch.
Tragen Sie Manuka-Honig MGO100⁺ mehrmals täglich auf die betroffenen Stellen auf. Haben Sie Geduld und meiden Sie körperliche und seelische Stressfaktoren.
Siehe → Akne, → Neurodermitis

Darmentzündung Siehe →Colitis ulcerosa, →Divertikulitis, →Helicobacter pylori, →Morbus Crohn

Dekubitus Tragen Sie Manuka-Honig MGO100+ direkt auf das Druckgeschwür auf, wobei die gesamte Schädigung über die Ränder hinaus bedeckt sein sollte. Über der ersten Verbandschicht kann eine hautverträgliche Folie aufgelegt werden, die dann mit einem Wattepolster abgedeckt verbunden wird. Soweit es irgendwie möglich ist, vermeiden Sie dauerhafte Belastung einzelner Druckpunkte.

Depressionen Diese häufigen Begleiterscheinungen chronischer Erkrankungen, bessern sich eventuell mit dem Genesungsprozess der auslösenden Erkrankungen, die Sie mit Honig und anderen Bienenprodukten behandeln. Manuka-Honig vermischt mit Blütenpollen und Gelée Royale, kurmäßig angewendet, kann eine deutliche Stimmungsaufhellung bewirken. So eine Kur ersetzt jedoch keine professionelle Hilfe und den verständnisvollen Umgang von Angehörigen.

Diabetisches Fußsyndrom Die offene Stelle großzügig mit Manuka-Honig MGO100+ bedecken und verbinden. Anfangs täglicher, eventuell sogar mehrmals täglicher Verbandswechsel. Intervalle können mit fortschreitendem Heilungsprozess verlängert werden, der Verband sollte jedoch völlig eintrocknen, da er sonst mit der Wunde verklebt und Schmerzen sowie Verletzung des Granulationsgewebes beim Entfernen verursachen würde.

Divertikulitis (Divertikulose) Divertikel = Ausstülpungen der Dickdarmschleimhaut, die sich entzündet hat. Ernährung sollte ballaststoffreich, doch nicht zu grob- und langfasrig sein. Viel Wasser trinken. Ein selbst betroffener Arzt berichtete davon, dass er durch Einnahme von Manuka-Honig eine bereits anberaumte Operation absagen konnte. Siehe →Colitis ulcerosa

Druckgeschwür Siehe →Dekubitus

Durchfall Mehrmals täglich einen Teelöffel Manuka-Honig MGO400+ rasch herunterschlucken. Durch seine selektive Antibiose wird wieder eine ausgeglichene Darmflora erreicht. Bei lang anhaltendem Durchfall muss der Wasser- und Elektrolytverlust ausgeglichen werden. Hierzu eignet sich folgende Mischung: Zwei Esslöffel Honig und ein gestrichener Teelöffel Salz auf einen Liter warmes Wasser. Zügig trinken.

Ekzem, atopisches Ekzem (Neurodermitis) Manuka-Honig MGO100+ direkt auf die betroffenen Hautstellen auftragen und gegebenenfalls verbinden. Auslösende Allergene meiden. Siehe auch →Allergien

Fußpilz Manuka-Honig MGO100⁺ mit Proplis-Tinktur mischen, auf die befallenen Stellen auftragen und verbinden. Bei Nagelpilz zunächst unverdünntes Manukaöl aufträufeln und einziehen lassen, anschließend mit der Honig-Propolis-Mischung verbinden.

Gastritis (Magenschleimhautentzündung) Scharfes Essen, Säuren, Alkohol und Stress vermeiden.
Siehe → Helicobacter pylori

Gerstenkorn (Hordeolum)
Siehe → Augenentzündung

Gingivitis (Zahnfleischentzündung) Manuka-Honig MGO250⁺ direkt auf das entzündete Zahnfleisch auftragen. Möglichst lange im Mund behalten. Der Honig wird sehr viel Speichel ziehen. Umspülen Sie damit Ihr Zahnfleisch. Propolis-Tinktur leistet hierzu ebenfalls gute Dienste.
Siehe auch → Aphthen

Grippe, grippale Infekte, Virusgrippe Vorbeugend ist die Einnahme von dreimal täglich einem Teelöffel Manuka-Honig MGO100⁺ sicher hilfreich. Im akuten Stadium sollten Sie allerdings einen stärkeren Manuka-Honig wählen und zusätzlich je ein Gramm Gelée Royale langsam im Mund zergehen lassen. Bringen Sie den Honig auch in die Nase ein. Meiden Sie Schweinefleisch.

Gürtelrose (Herpes zoster) Wenn Sie jemals die Windpocken hatten, tragen Sie den Erreger in sich. Die prophylaktische Einnahme von Manuka-Honig und Propolis kann einen Ausbruch vielleicht verhindern. Ein Auftrag von Manuka-Honig MGO100⁺ eventuell gemischt mit Propolis-Tinktur kann den Ausschlag entlang der betroffenen Nervenbahnen und die damit verbundenen Schmerzen abmildern und die Ausbreitung der Viren eindämmen.

Halsschmerzen Lutschen Sie kleinere Mengen Manuka-Honig MGO250⁺ und lassen Sie den Honig langsam den Rachen hinuntergleiten. Gleichzeitiges Einbringen des Honigs in die Nase hilft, ein Unterhalten der Rachenentzündung durch Keime aus dem Nasen- und Nebenhöhlenbereich zu unterbinden.

Hämorrhoiden (Varizen) Die Krampfadern am Darmausgang neigen zu Blutungen, sind oft schmerzhaft und verursachen starken Juckreiz. Zäpfchen aus Bienenwachs, Manuka-Honig und Propolis oder aber ein honiggetränkter Tampon wirken Infektionen entgegen und lindern die Beschwerden. Entlasten und therapieren Sie unbedingt auch Ihre Leber. Pollen in Honig eingerührt ist dazu bestens geeignet.

Harnwegsinfekte
Siehe → Blasenentzündung

Helicobacter pylori Dieses Bakterium überlebt das Säureinferno in unserem Magen und ist zumindest mitverantwortlich für Gastritis (Magenschleimhautentzündung), Ulcus ventriculi (Magengeschwür) und Ulcus duodeni (Zwölffingerdarmgeschwür). Nehmen Sie gleich nach dem Aufstehen und direkt vor dem Schlafengehen einen reichlichen Teelöffel Manuka-Honig MGO400⁺, schlucken ihn rasch hinunter und legen sich hin. Verändern Sie Ihre Liegeposition mehrfach im Sinne einer klassischen Rollkur. Wenn Sie es einrichten können, schieben Sie die gleiche Übung nochmals vor dem Mittagessen ein. Und bleiben Sie hartnäckig. Helicobacter sind es auch.

Herpes labialis, Herpes simplex, Lippenherpes Nehmen Sie Manuka-Honig MGO100⁺ oder stärker und/oder Propolis-Tinktur. Direkt auf die Herpesbläschen auftragen beziehungsweise auf die gespannte Stelle, die Sie bereits vor Ausbruch verspüren. Seien Sie besonders in Stresszeiten darauf vorbereitet. Unter der Honig- beziehungsweise Propolisbehandlung wird es zum schnelleren Abheilen und zu weniger Rezidiven (Wiederausbrüchen) kommen.

Herpes genitalis, Genitalherpes Gleicher Erreger, andere Eintrittspforte. Vorgehensweise wie bei → Herpes labialis, Propolis-Lösung ohne Alkohol wählen.

Herpes zoster Siehe → Gürtelrose

Heuschnupfen (Pollinose, Pollenallergie) Desensibilisierung mit Honig aus der Region. Siehe → Allergien

Hordeolum Siehe → Gerstenkorn

Hornhautentzündung (Keratitis) Siehe → Augenentzündung

Husten Siehe → Bronchitis

Karies (Zahnfäule) Wird durch Bakterien verursacht und durch eine Dysbiose der Mundflora begünstigt. Manuka-Honig wirkt gegen pathologische (krankmachende) Keime und fördert physiologische (gesunderhaltende) Bakterien.
Ich benutze eine Zahnpasta, die Manuka-Honig MGO400⁺, Propolis und Manukaöl enthält. Mit Manuka-Honig und Propolis-Tinktur zwei- bis dreimal täglich den Mundraum einspeicheln sorgt für ein gesundes Mundklima.

Kehlkopfentzündung (Laryngitis) Durch virale (Infekte) und mechanische (übermäßiges Sprechen, Rauchen, trockene Luft, Magenreflux, behinderte Nasenatmung etc.) Belastungen hervorgerufene Entzündung des Kehlkopfes. Manuka-Honig MGO250⁺ eventuell auf dem Bauch liegend in kleinen Mengen den Rachen hinunter gleiten lassen, gegebenenfalls im Wechsel oder in

Kombination mit Propolis-Tinktur. Ein Teelöffel Honig in einer Tasse Salbeitee ist ebenso empfehlenswert. Mehrmals täglich in kleinen Schlückchen trinken. Schädigende Einflüsse und Gewohnheiten vermeiden. Bei chronischer Laryngitis unbedingt einen Arzt konsultieren. Siehe →Halsschmerzen

Keratitis (Hornhautentzündung)
Siehe →Augenentzündung

Konjunktivitis
Siehe →Bindehautentzündung

Krebs   Manuka-Honig und Propolis besitzen antikarzinogene Eigenschaften. Als Adjuvans zu einer konventionellen Krebstherapie verstärken sie gegebenenfalls die gewünschte Hauptwirkung und vermindern oder verhindern die ungewollten Nebenwirkungen. Siehe hierzu auch das Kapitel →»Produkte, die die positive Wirkung von Manuka-Honig unterstützen«, Seite 110, insbesondere →Propolis, →Grüner Tee und →Aloe Vera

Laryngitis
Siehe →Kehlkopfentzündung

Magengeschwür (Ulcus ventriculi)
Siehe →Helicobacter pylori

Mandelentzündung (Tonsillitis)   Manuka-Honig MGO250⁺ und/oder Propolis-Tinktur direkt auf die entzündeten Mandeln pinseln (auftragen). Mehrmals täglich wiederholen. Siehe →Halsschmerzen

Morbus Crohn   Kann im gesamten Verdauungstrakt von der Mundhöhle bis zum After auftreten, bevorzugt jedoch im terminalen Ileum (letztes Stück des Dünndarms) und in den Dickdarm übergehend. Siehe Empfehlungen zu →Colitis ulcerosa, →Helicobacter pylori, →Durchfall

Mukositis (Entzündung der Schleimhäute)   Besonders in Mund, Rachen und Speiseröhre häufig als Nebenwirkung einer Chemotherapie. Manuka-Honig nach Bedarf im Mund zergehen lassen und langsam schlucken, wobei die betroffenen Schleimhäute ausgiebig benetzt werden sollten. Schon durch die osmotische, befeuchtende Wirkung des Honigs erfährt der Patient Erleichterung. Gleichzeitig werden Erreger und Entzündung dezimiert. Siehe →Aphthen, →Gingivitis, →Mundschleimhautentzündung, →Mundfäule, →Halsschmerzen

Mundfäule (Stomatitis aphthosa)
Durch Herpesinfektion verursachte Aphthen im gesamten Mundraum. Siehe →Aphthen, →Herpes labiales

Mundschleimhautentzündung (Stomatitis)   Manuka-Honig MGO250⁺ nach Bedarf in kleinen Mengen in den Mund nehmen und lange darin behalten. Gut einspeicheln und in der gesamten Mundhöhle verteilen. Siehe →Aphthen, →Gingivitis, →Mukositis, →Karies

Nagelpilz   Siehe →Fußpilz

Neurodermitis (Atopisches Ekzem)
Allergene meiden. Manuka-Honig MGO100+ direkt auf die betroffenen Hautstellen auftragen und verbinden. Manukaöl gemischt mit einem hautfreundlichen Trägeröl 1:50 (2 %) auf das Ekzem auftragen. Vorschlag: Nachts Manuka-Honig, tagsüber Manukaöl. Allergene meiden.

Offene Beine (Ulcus cruris venosum oder ateriosum)   Die geschwürige offene Stelle mit Manuka-Honig MGO100+ vollständig auffüllen und verbinden. Anfangs Verbandswechsel täglich bis mehrmals täglich. Falls erforderlich, zwischendurch mit Kochsalzlösung ausspülen. Suchen Sie die Zusammenarbeit mit einem Pflegedienst und mit Ihrem Hausarzt. Siehe auch →Diabetisches Fußsyndrom und →Dekubitus

Pankreatitis   Siehe→Bauchspeicheldrüsenentzündung

Parodontose (eigentlich Parodontitis, Entzündung des Zahnhalteapparates)
Zumindest ein Fortschreiten der ursächlichen bakteriellen Infektion kann aufgehalten werden. Mittel der Wahl Manuka-Honig MGO250+ und Propolis-Tinktur. Siehe →Gingivitis und andere Entzündungen im Mundraum.

Pharyngitis (Rachenentzündung)
Siehe →Halsentzündung

Phlebitis   Siehe →Venenentzündung

Prostatitis (Prostataentzündung)
Ähnliche Vorgehensweise wie bei →Blasenentzündung. Trinken Sie über den Tag verteilt ein bis zwei Liter Grünen Tee mit je einem Teelöffel Manuka-Honig MGO400+ pro Tasse.

Psoriasis (Schuppenflechte)   Manuka-Honig MGO100+ auf die betroffenen Hautstellen auftragen und gegebenenfalls verbinden. Apitherapeuten empfehlen die gleichzeitige Einnahme von Honig und anderen Bienenprodukten wie Blütenpollen, Propolis und Gelée Royale. Viele von ihnen therapieren die Schuppenflechte erfolgreich mit Bienengift. Siehe →Neurodermitis

Rachenentzündung
Siehe →Pharyngitis

Refluxösophagitis (Speiseröhrentzündung durch Magensäurerückfluss)
Dreimal täglich einen Teelöffel Manuka-Honig MGO250+ oder stärker. Rasch schlucken und hinlegen. Säure-

bildende Speisen meiden.
Siehe → Mukositis

Rhinitis Siehe → Schnupfen

Rhinosinusitis (Nasen-Nasennebenhöhlenentzündung, auch chronische durch sogenannte Biofilme unterhaltene) Führen Sie eine Nasenspülung mit Manuka-Honig MGO250⁺ oder stärker durch. Eine vorherige Reinigung mittels Kochsalzlösung beziehungsweise Emser Sole erscheint angebracht. Füllen Sie den Honig danach in ein Nasenduschgefäß, aufgelöst in warmem Wasser im Mischungsverhältnis 1:10 oder stärker. Während Sie ein Nasenloch zuhalten und den Rachenabfluss mit der Zunge verzögern, lassen Sie die Mischung in das andere Nasenloch einfließen. Stellen Sie durch entsprechende Kopfhaltung sicher, dass die kostbare Lösung a) in die Nebenhöhlen eindringen kann, um dort direkt auf der Schleimhaut seine Wirkung zu entfalten, und b) nicht ungenutzt wieder hinaus fließen kann. Anschließend, besonders über Nacht, Manuka-Honig pur tief in die Nase einbringen, eventuell mit längeren Wattestäbchen auch durch die entsprechenden Öffnungen in die Nebenhöhlen einbringen. Durch gezielte Nasenatmung inhalieren. Bei einer Anwendung im Liegen können Sie den Honig besonders sicher und anhaltend dorthin bringen, wo er wirken soll. Probieren

Sie es aus, und bleiben Sie hartnäckig. Biofilme sind es auch.

Rosazea (Gesichtsrose)
Siehe → Couperose

Schnupfen (Rhinitis) Manuka-Honig MGO250⁺ in die Nase einbringen und tief inhalieren. Mehrmals täglich wiederholen. Honig trocknet die Nasenschleimhäute nicht aus.
Siehe → Rhinosinusitis

Schuppenflechte Siehe → Psoriasis

Sinusitis Siehe → Rhinosinusitis

Speiseröhrenentzündung
Siehe → Refluxösophagitis

Tonsillitis Siehe → Mandelentzündung

Ulcus cruris Siehe → Offene Beine

Ulcus duodeni (Zwölffingerdarmgeschwür) Siehe → Helicobacter pylori

Ulcus ventriculi
Siehe → Magengeschwür

Venenentzündung (Phlebitis, Gefäßentzündung nach Durchblutungsstörungen, besonders an den Beinen (Krampfadern)) Die Thrombophlebitis der oberflächlichen Beinvenen stellt eine Vorstufe zum Ulcus cruris venosum dar. Die tiefe Beinvenen-Throm-

bose gehört unbedingt unter ärztliche Beobachtung, da sie die Gefahr einer Lungenembolie (Verstopfung der Lungengefäße durch einen gelösten Thrombus = Blutgerinnsel) birgt. Umschläge oder Verbände mit Manuka-Honig können eventuell der Entzündung entgegen wirken. Unmittelbarer wäre die Wirkung von Honiginjektionen. Mit normalem Blütenhonig hat man bereits gute Ergebnisse erzielt. Viel Bewegung und ausreichendes Wassertrinken beugen einem Erkrankungsrisiko vor, langes Sitzen und die Antibabypille erhöhen es.
Siehe →Offene Beine

Verbrennungen Ziehen Sie einen Arzt zu Rate und vermeiden Sie jede weitere Verunreinigung. Manuka-Honig MGO100⁺ auf steriles Verbandsmaterial auftragen und vorsichtig auf die verbrannte Haut auflegen. Behutsam verbinden. Mehrmals täglicher Verbandswechsel. Siehe auch Kapitel →»Anwendungen im Alltag«, Seite 56, →Verbrennungen

Wunden Frische Verletzungen gegebenenfalls reinigen, ansonsten Manuka-Honig MGO100⁺ direkt in die Wunde einbringen und über die Wundränder hinaus auftragen beziehungsweise einen honiggetränkten Wundverband in entsprechender Größe auflegen und verbinden. Anfangs mindestens täglich den Verband wechseln. Bei chronisch infizierten Wunden, insbesondere wenn Hospitalkeime im Spiel sind, stellt der Honig zunächst ein steriles Wundmilieu her, bevor die Heilungsphase so richtig durchstarten kann. Das kann etwas länger dauern. Ihre Geduld wird jedoch in aller Regel belohnt. Siehe →Diabetisches Fußsyndrom, →Dekubitus, →Offene Beine

Zahnfäule Siehe →Karies

Zahnfleischentzündung
Siehe →Gingivitis

Zwölffingerdarmgeschwür
Siehe →Ulcus duodeni

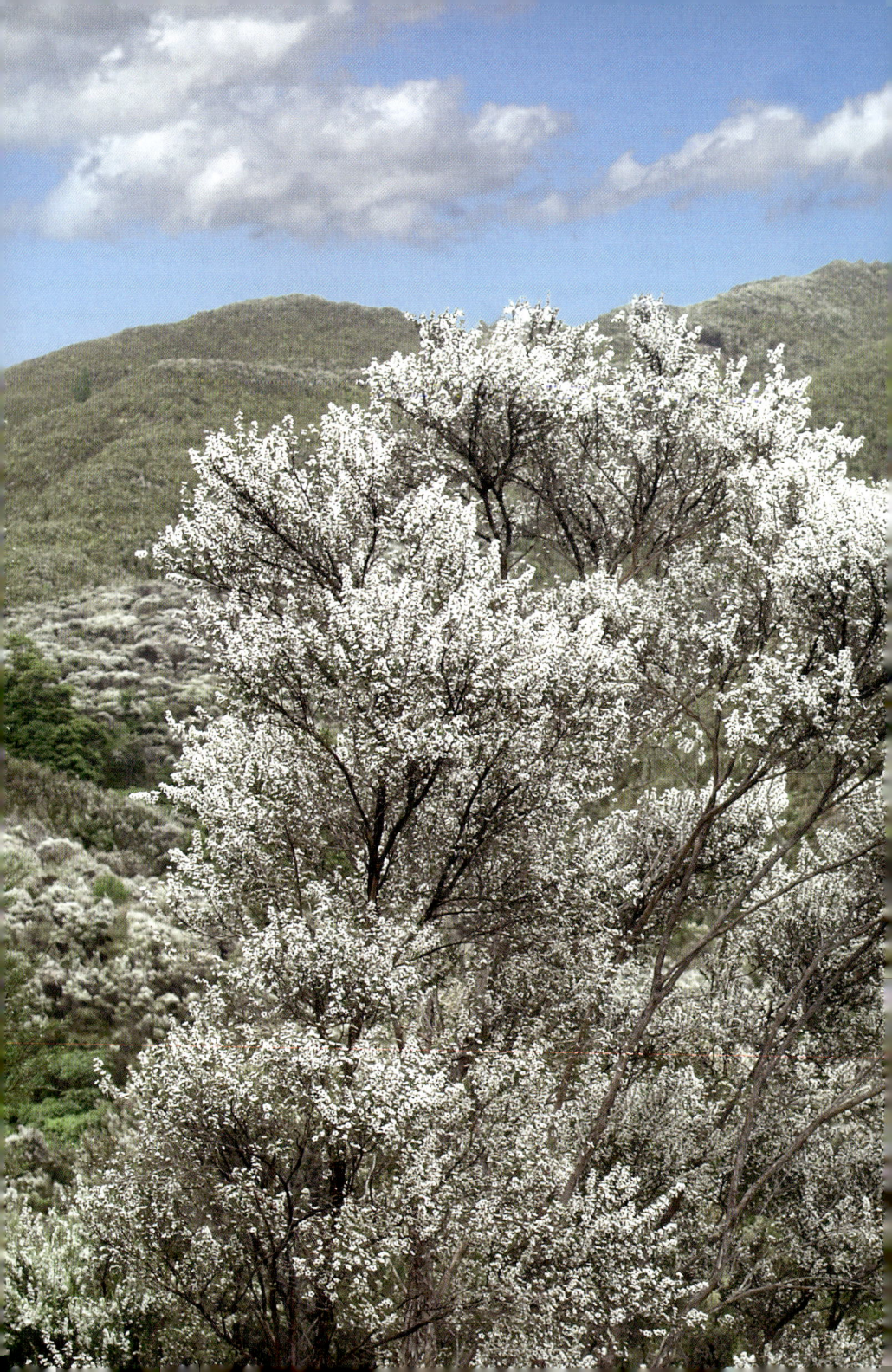

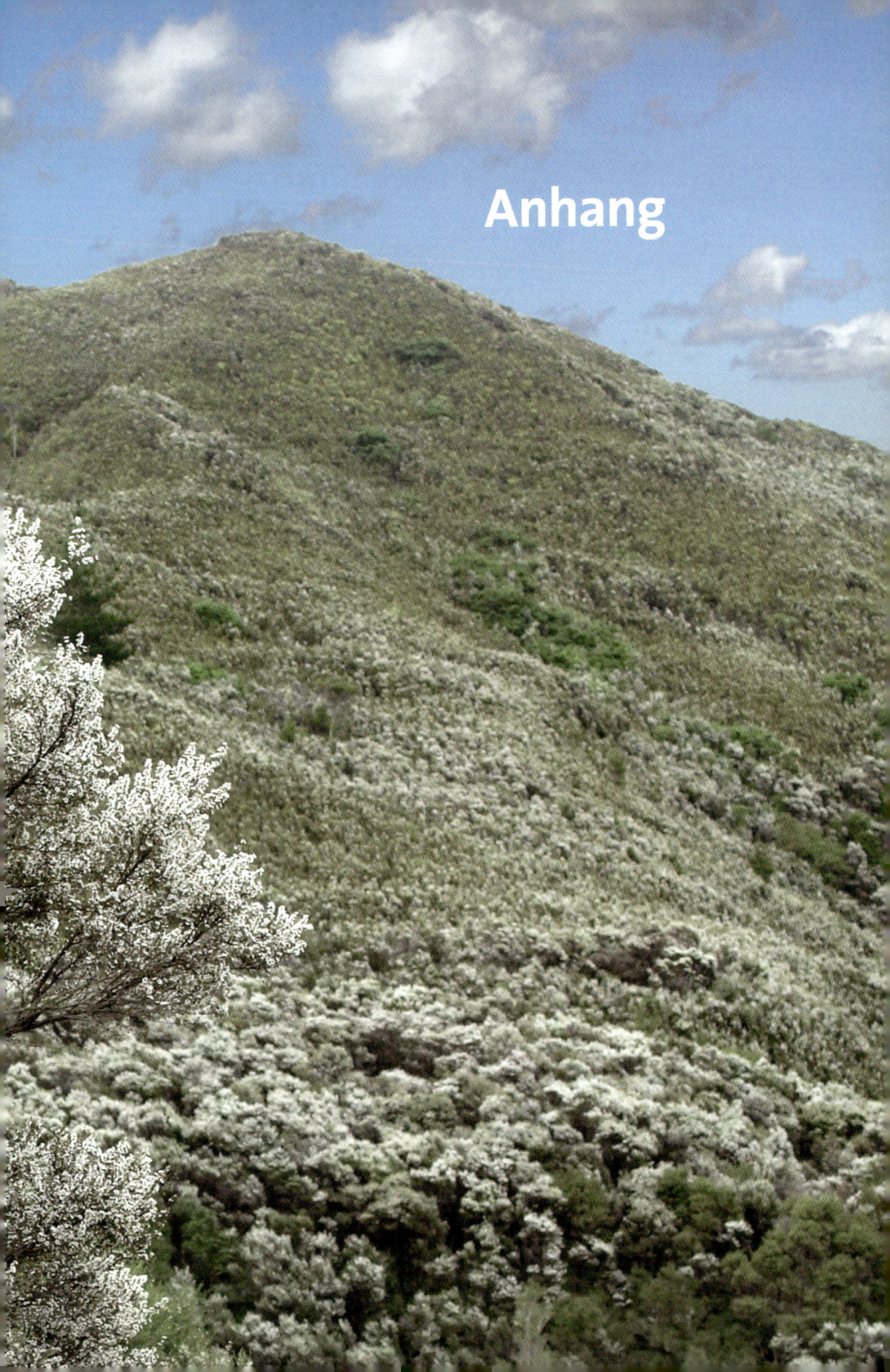

Anhang

Anhang

Honigforschung ist wichtig, um zu verstehen, warum Honiganwendung seit Jahrtausenden so erfolgreich ist und warum man schon bald nicht mehr ohne sie auskommen wird.

Natürlich ist mir bewusst, dass ich im Rahmen dieses Buches nicht auf alle interessanten Einzelheiten eingehen kann und weder jede Frage beantworten, jeden Zusammenhang erklären, jedes Rätsel entziffern noch alle Zweifel oder Bedenken restlos zerstreuen kann. Eines kann ich Ihnen jedoch versichern: Die Honigforschung wird weltweit fortgesetzt, und während immer mehr Positives entdeckt wird und man auf der Suche nach Alternativen für wirkungslos werdende Antibiotika immer häufiger zu Manuka-Honig greift, müssen Sie keinesfalls solange warten, bis die Wissenschaft die letzten Mechanismen endgültig verstanden hat. Manuka-Honig wirkt, soviel ist sicher. In diesem Anhang habe ich ein paar Informationen zusammengetragen, die sich vielleicht nur besonders interessierten Personen erschließen. In späteren Auflagen werde ich voraussichtlich jeweils den neuesten Stand der Forschung einfließen lassen. Hier nun einige etwas tiefer gehende Ausführungen.

In Versuchen mit Escherichia coli zeigte sich, dass Zellen wie diese Kolibakterien, ihren Stoffwechsel sehr gut an ein verändertes Nahrungsangebot anpassen können. Dabei erfolgt wohl bei Glukoseknappheit eine ausgewogene Anpassung von Anabolismus und Katabolismus (auf- und abbauender Stoffwechsel), ohne dass Nebenprodukte entstehen. Bei einem plötzlichen Überangebot werden zunächst die Stoffwechselwege ausgelöst, die eine geringe Energieeffizienz aufweisen. Wachstum um jeden Preis lautet die Devise. Es zeigt sich, dass die Glucosetransportkapazität selbst dann noch gesteigert werden kann, wenn die Zelle sich bereits am Limit ihrer Wachstumsrate befindet. Sie scheint stets noch eine Aufnahmereserve zu behalten, um ein Substrat aufzunehmen, schon damit die Konkurrenz nichts davon hat. Bakterien haben offensichtlich zutiefst menschliche Eigenschaften. Die Forscher waren versucht, darüber zu spekulieren, dass Zellen derart prädisponiert sind, dass sie sich eher selbst schädigen, bevor sie einen Festschmaus mit einem vermeintlichen Rivalen teilen. Besonders die Inkaufnahme der Auslösung des Methylglyoxal-Stoffwechselweges wird als eine hochriskante Strategie angesehen, da die Bildung und Konsumierung von Methylglyoxal präzise abgestimmt werden müssen.

Wenn ein Stoff antibiotische Eigenschaften besitzt, dürfen wir davon ausgehen, dass er auch zelltoxisch wirkt. Das was für Bakterien giftig, ja tödlich ist, kann auch unsere Zellen schädigen. Methylglyoxal macht da keine Ausnahme. Wenn Sie sich näher damit beschäftigen, werden Sie wahrscheinlich Hinweise auf einen Zusammenhang zwischen den gefürchteten Nerven- und Gefäßschädigungen finden, die als Komplikation bei einer Diabeteserkrankung auftreten und beispielsweise die diabetische Retinopathie verursachen, bei der es zu Netzhautschäden bis hin zur Erblindung kommen kann. Der Prozess, in dessen Verlauf Methylglyoxal gebildet wird, wird durch die Hyperglykämie, den erhöhten Blutzuckerspiegel ausgelöst. MGO schaltet dabei ein Gen namens Angiopoetin-2 an, welches, wie es der Name schon vermuten lässt, Gefäßneubildungen veranlasst. Nachdem vorgeschädigte Gefäße ihre Arbeit nicht mehr ordentlich verrichten können und angrenzende Zellen somit unterversorgt bleiben, kommt es zu reflektorischen Gefäßwucherungen. Das ist eine häufige Strategie des Körpers, einen Mangel an Qualität durch Masse zu kompensieren. Bei venösen oder arteriellen Verschlüssen werden zusätzliche Gefäße gebildet, die den Engpass überbrücken helfen. Bei Sauerstoffmangel, zum Beispiel im Hochgebirge, werden vermehrt rote Blutkörperchen gebildet, ausgelöst durch das Glykoprotein Erythropoetin (EPO). Das kennen

»Alle Dinge sind Gift, und nichts ist ohne Gift; allein die Dosis macht's, dass ein Ding kein Gift sei.« *Paracelsus*

die meisten, wegen seiner unerlaubten Verwendung im Hochleistungsdoping. Wohl gemerkt, wir sprechen hier von Stoffen, die der Körper selbst herstellt.

Wenn solche Substanzen potenziell gefährlich für den Organismus sind, so gibt es in der Regel auch einen Sicherheitsmechanismus, der überschießende Aktionen abbremst oder neutralisiert. Häufig spielt ein Enzym eine entscheidende Rolle bei der Steuerung solcher Prozesse. Katalase neutralisiert Wasserstoffperoxid, wie wir bereits gesehen haben. Und so gibt es auch ein entsprechendes Enzym, das unter anderem für den Abbau beziehungsweise das Hemmen von Methylglyoxal zuständig ist. Glyoxalase I dient der enzymatischen Abwehr von Überzuckerungen. Ein Arzt, bei dem ich eine kurze Ausbildung absolviert habe, meinte einmal, dass es ihn verwunderte, wie wenig sich unser Organismus gegen Überzuckerung schützen würde. Normalerweise gibt es bei jedem Vorgang im Körper etliche Sicherheitsmaßnahmen. So sind gleich mehrere Hormone für die Steigerung des Blutzuckerspiegels zuständig – Glukagon, Kortison, Kortisol, Adrenalin, Noradrenalin, aber offensichtlich nur ein Hormon, nämlich Insulin sorgt für seine Senkung. Kurzfristig ist eine Unterzuckerung auch wesentlich gefährlicher, als ein sehr hoher Blutzuckerspiegel. Selbstverständlich ist die Homoöstase, also der Zustand der totalen Ausgeglichenheit aller Körpersysteme, oberstes Ziel unserer internen Biochemie.

Das Enzym Glyoxalase I verhindert also eine Zellschädigung die unter anderem durch eine Anreicherung durch Methylglyoxal verursacht werden kann. Das ist bei gesunden Zellen ein erwünschter Sicherheitsmechanismus. Dieses Enzym steht allerdings, bedingt durch den Alterungsprozess und durch oxidativen Stress, nicht immer in ausreichendem Maße zur Verfügung. In gewissen Situationen ist jedoch seine Wirkung unerwünscht, so zum Beispiel wenn es eine

Unser Organismus ist stets auf Ausgleich bedacht.

Chemotherapie bei Krebs oder eine Malariabehandlung blockiert. Dann möchte man auf den zytotoxischen Effekt von Methylglyoxal nicht verzichten, der an der Auslösung der Apoptose, dem programierten Zelltod beteiligt ist. Das klingt zwar tragisch, ist aber der Mechanismus, der Zellen davor bewahrt, zu alt zu werden und unendlich weiter zu wuchern. Auch bei sogenannten Spontanremissionen, also der plötzlichen Rückbildung von krankhaftem Gewebe, spielt dieser Vorgang die entscheidende Rolle. Methylglyoxal und sicher noch weitere Inhaltsstoffe des Honigs kommen hier als mögliche Auslöser in Frage. Man verabreicht in solchen Fällen also Glyoxalase I-Inhibitoren um diese Wirkung zu gewährleisten. Von anderer Seite werden Bedenken geäußert, da die bereits erwähnten Gefäßneubildungen auch zur Blutversorgung der Krebszellen beitragen könnten. (einen hochinteressanten Beitrag zu Honig in der Krebstherapie finden Sie auf dieser englischsprachigen Internetplattform: *www.hindawi.com/journals/ecam/2013/829070/*)

Methylglyoxal leistet entarteten und überalterten Zellen Sterbehilfe. Und das ist gut so.

Mit einer mechanischen Sicht der Dinge geraten wir dabei zusehends in ein Dilemma. Sobald es eine potenziell gefährliche Entwicklung geben könnte, greifen wir mit einer Blockadestrategie ein, indem wir in fein abgestimmte, verzahnte Prozesse einen Keil trei-

Fleißige Honigbienen

> **Machen wir es unserem Körper leicht, gesund zu bleiben.**

ben. In der Natur finden wir jedoch selten reine Einzelstoffe, deren Wirkung genau vorhersagbar wäre. So ist auch Honig, und Manuka-Honig macht hierbei keine Ausnahme, ein vielstofflicher Wirkstoffcocktail, bei dem die optimale Wirkung nur im Verbund aller Komponenten erfolgt. Mir drängt sich bei dieser Sachlage der Verdacht auf, dass man an der Waikato Universität bewusst den antimikrobicllen Wirkstoff des Manuka-Honigs mit einer mysteriösen Aura versehen hat, um Diskussionen über mögliche Risiken aus dem Weg zu gehen. Nach dem augenblicklichen Kenntnisstand scheint der gesundheitliche Nutzen, der durch Manuka-Honig erbracht wird, das geringe Restrisiko zu rechtfertigen. Ich möchte an dieser Stelle gern auf das ungleich höhere Risiko hinweisen, das wir in Kauf nehmen, wenn wir uns Amalgamplomben einbauen lassen. Diese enthalten über 50 Prozent hochgiftiges Quecksilber, und gewisse Interessenvertreter wollen uns glauben machen, dass das völlig harmlos ist, weil es in einer Legierung mit anderen Metallen gebunden sei.

Leider machen wir es unserem Körper oft unnötig schwer, indem wir ihm durch unsere Ernährungsgewohnheiten und unser Suchtverhalten zusätzliche Arbeit aufbürden, die ihn immer wieder an den Rand seiner Leistungsfähigkeit bringen. Wenn wir dabei von Zivilisationskrankheiten sprechen, dann geben wir damit auch indirekt zu, dass wir über all den Fortschritt, den wir auf den Gebieten der Technik und der Medizin verzeichnen konnten, weitgehend die Fähigkeit eingebüßt haben, intuitiv das richtige für Leib und Seele zu tun. Wir verlassen uns immer mehr darauf, dass man alles irgendwie reparieren kann, wenn es nicht mehr richtig funktioniert. Leider übersehen wir dabei, dass wir die Verantwortung für unser eigenes Handeln nicht delegieren können. Ich schließe mich hier keineswegs aus. Vieles läuft auch bei mir bestenfalls suboptimal, aber die Einsicht, dass ich etwas verändern kann und die

Entschlossenheit, der Erkenntnis Taten folgen zu lassen, lässt mich zuversichtlich und gelassen in die Zukunft blicken. Mir ist durchaus bewusst, dass ich die komplexen Zusammenhänge des Lebens nur schemenhaft begreife, aber ich bemühe mich, meine Sinne offen zu halten, für den fortwährenden Lernprozess, den es für mich und jeden anderen Menschen bereithält.

Der Biologe Günter Carl Stahlkopf postulierte, nach eingehender Erforschung des Lebens mit seinen vielfältigen Störungen, folgende Weisheit: »Die Natur unternimmt nichts, um sich selbst zu schaden. Deshalb ist Krankheit immer das Heilbestreben des Körpers.« Ohne hier in philosophische Tiefen abzutauchen, stimmt es auf jeden Fall nachdenklich. In den letzten Jahren spricht und schreibt man sehr viel über einen sogenannten Paradigmenwechsel in der Medizin. Für manche steht dieser Sinneswandel kurz bevor, für andere ist die veränderte Sicht auf die Zusammenhänge längst vollzogen. Die konventionelle Medizin stützt sich weitgehend auf das physikalische Weltbild Isaac Newtons mit seinen scheinbar unumstößlichen Gesetzen von Ursache und Wirkung. Die alternative Medizin, die sich häufig auf jahrtausendealtes empirisches Wissen stützt, hat nun die Quantenphysik als Erklärungsmodell für die zwar zu beobachtenden, aber bislang nur unzureichend erklärbaren Phänomene entdeckt. Da geht es nicht vornehmlich um Greifbares, Stoffliches, sondern um Energiezustände und Informationen und alles, was deren normalen Fluss behindern oder aber fördern kann. Und allein die Erkenntnis, dass jedes Atom fast ausschließlich aus Energie und leerem Raum besteht, bringt uns unweigerlich zu der Einsicht, dass jedes größere Gebilde, das aus diesen kleinsten Bausteinen zusammengesetzt wurde, zwangsläufig die gleichen Strukturen aufweisen muss.

Leider können wir den elektromagnetischen und biophotonischen Informationsgehalt von Medikamen-

Die Quantenphysik lehrt uns, dass es keine einfachen linearen Zusammenhänge gibt.

ten und Lebensmitteln nicht chemisch im Labor nachweisen. Aber wir können beobachten, dass unter ihrem Einfluss eine Veränderung eintritt. Als besonders eindrucksvoll erweisen sich dabei diejenigen Erfahrungen, bei denen nach jahrelangen vergeblichen Bemühungen, plötzlich eine Besserung und sogar vollständige Heilung erfolgt. Darunter finden sich viele Berichte von Menschen, die Manuka-Honig innerlich und äußerlich anwendeten, nachdem andere Maßnahmen offensichtlich keine Wirkung zeigten. Der Wahlspruch der Alternativmedizin »Wer heilt, hat Recht« wird zwar von vermeintlich seriösen Medizinern gern als naiv und unwissenschaftlich belächelt, aber von Patienten, deren langes Martyrium durch naturheilkundliche Maßnahmen beendet wurde, nur zu gern unterschrieben.

Um eine eventuelle Gefährdung durch das im Manuka-Honig enthaltene Methylglyoxal zu erfahren, müsste man den Honig in Mengen verzehren, die niemand freiwillig konsumieren würde. Obwohl es durchaus Spekulationen über eine systemische Wirkung des MGO gibt, deutet doch vieles darauf hin, dass es keinen Wirkstofftransport über den Blutweg zu erkrankten Geweben gibt. Von systemisch wirksamen Arzneimitteln wie Antibiotika und Antimykotika ist bekannt, dass sie häufig schwerwiegende Nebenwirkungen entfalten, bevor sie ihre gewünschte Wirkung am Zielort erbringen. Aktiver Manuka-Honig wirkt vor allem durch direkten Kontakt mit den Krankheitserregern. Dieses Prinzip erklärt beispielsweise die heilsame Wirkung einer Nasenspülung mit Manuka-Honig bei Sinusitiden, wo die Erreger sich auf der Schleimhaut befinden, und von Antibiotika, sofern es nicht sowieso bereits zu Resistenzen gekommen ist, über die Blutbahn kaum erreicht werden. Vor diesem Hintergrund wird auch die gute Wirkung bei Blaseninfekten erklärbar. Methylglyoxal und andere Inhaltsstoffe des Honigs werden dabei über die Nieren ausgeschieden, befinden

Manuka-Honig sucht den direkten Kontakt mit dem Erreger.

sich also konzentriert im Harn und können daher in der Harnblase ihre Wirkung gegen dort angesiedelte Keime voll entfalten.

Interessanterweise kann Dihydroxyaceton, die Vorstufe des Methylglyoxals, durch Oxidation von Glycerin mit verdünntem Wasserstoffperoxid als Oxidationsmittel und in Anwesenheit von Eisensalzen als Katalysator hergestellt werden. Bei der großtechnischen Herstellung setzt man auf Fermentation von Glycerin durch Bakterien. Bei dieser biotechnologischen Variante haben Gluconobacter oxydans ihren großen Auftritt. Genau diese Bakterien fand man auch als Symbionten im Darm beziehungsweise im Honigmagen von Bienen. Dort sollen sie im Nektar befindliches Dihydroxyacetonphosphat diphosphorylieren, also ihm das Phosphor entziehen. Nachdem der Honignektar in die Waben eingebracht wurde, vollzieht sich eine fortschreitende Dehydratation, also ein Wasserentzug, in dessen Verlauf aus DHA MGO wird.

Für eine gewisse Verunsicherung sorgten in jüngster Zeit Meldungen über Fälschungen von Manuka-Honig. Schwer nachprüfbare Statistiken scheinen den Verdacht nahezulegen, dass mehr Manuka-Honig auf dem Markt ist, als überhaupt in Neuseeland produziert wird. Prinzipiell ist es durchaus möglich einer anderen Honigsorte Methylglyoxal zuzusetzen, um so den Eindruck eines hochwertigen Manuka-Honigs zu erwecken. Eine vergleichbare Wirkung könnte sich sehr wohl einstellen, da dabei das ohnehin beachtliche Wirkstoffgemisch der meisten Honige durch das hinzugefügte Methylglyoxal erweitert und verbessert würde. Trotzdem verstehe ich natürlich, dass Sie ein reines Naturprodukt bevorzugen würden. Absolut sicher können wir wohl nie sein, wenn große Gewinnchancen im Spiel sind, aber ich bin überzeugt davon, dass sich gewissenhafte Produzenten und Lieferanten finden lassen, denen sie diesbezüglich vertrauen können.

Bestehen Sie auf ein geprüftes, reines Naturprodukt. Das ist Ihr gutes Recht.

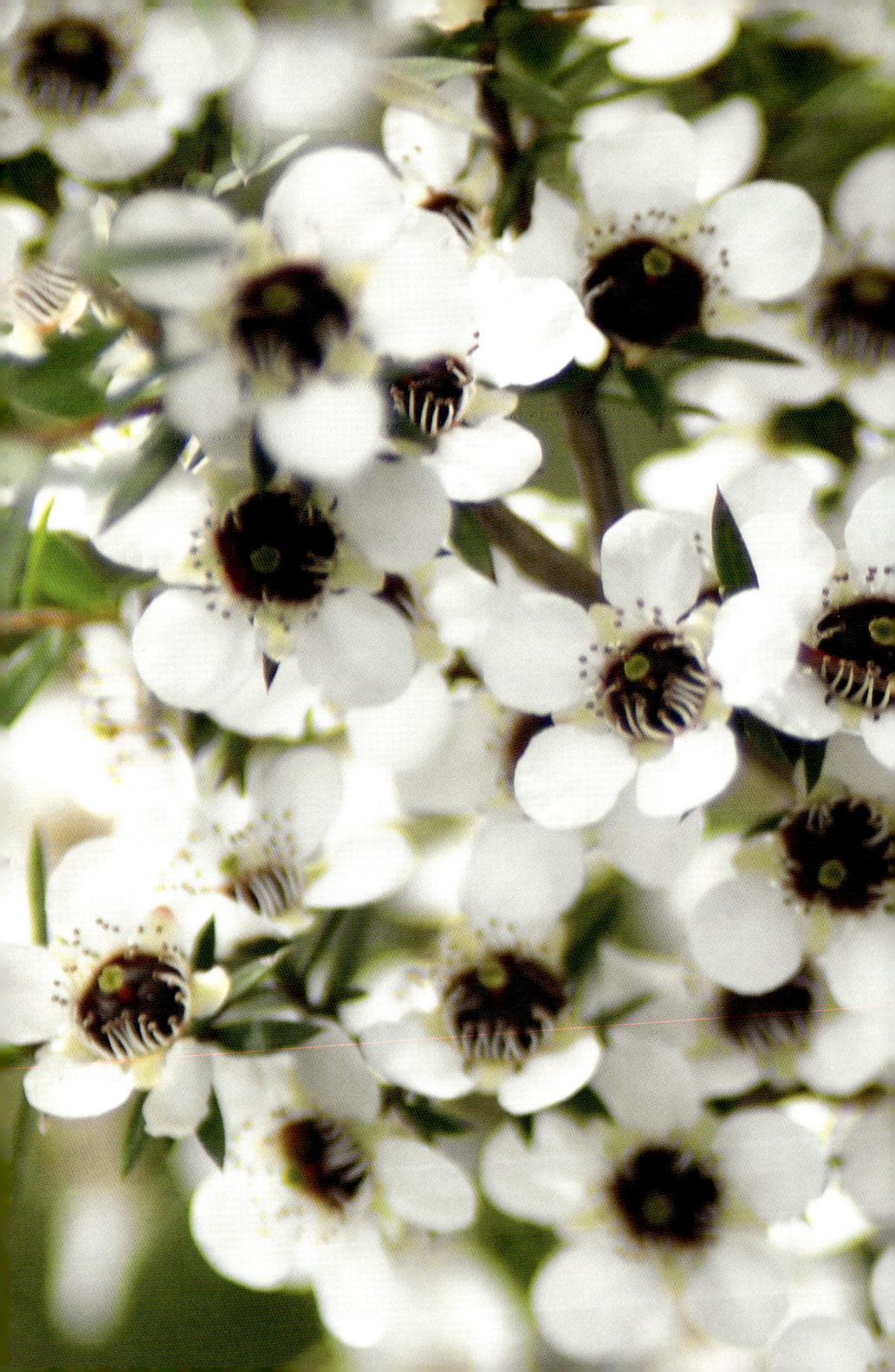

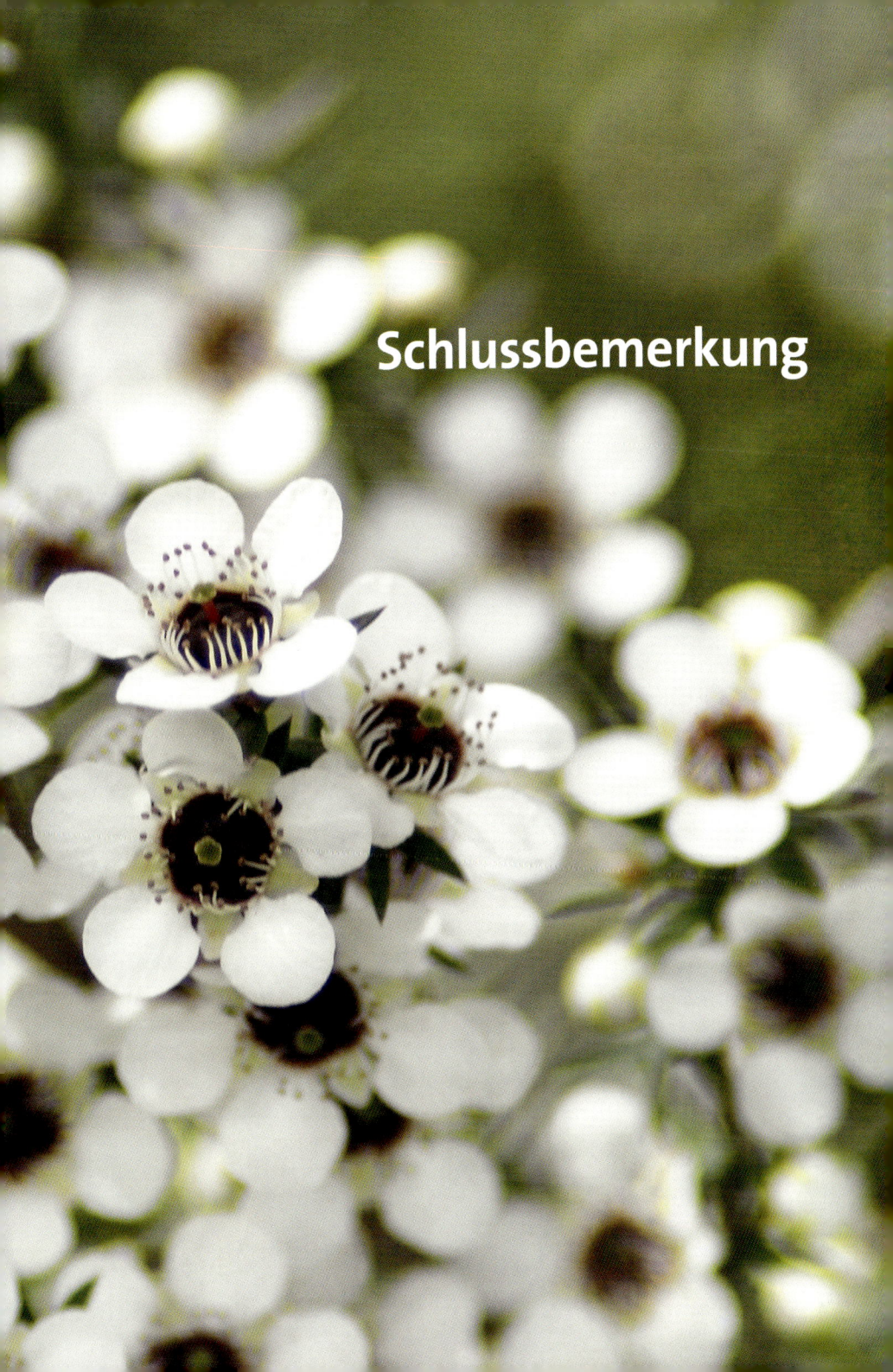

Schlussbemerkung

Schlussbemerkung

Nachdem Sie bis hierher gelesen haben und vielleicht bereits die eine oder andere Anwendung von Manuka-Honig selbst ausprobiert haben, möchten Sie sicher von den Erfahrungen anderer Anwender profitieren, beziehungsweise andere an Ihren Beobachtungen teilhaben lassen. In jedem Fall würde auch ich mich freuen, Rückmeldungen von Ihnen zu erhalten. Dazu können Sie mir gern eine Nachricht zukommen lassen. Benutzen Sie bitte dazu die in diesem Buch genannten Kontaktmöglichkeiten.

Eine gute Möglichkeit zum Erfahrungsaustausch habe ich zudem mit der Internet-Plattform *www.manuka-honig.org* geschaffen. Hier besteht die Möglichkeit, sich über neue Erkenntnisse zu informieren sowie sich im Honig-Forum mit anderen Betroffenen auszutauschen. Je nachdem, wie stark die Resonanz auf mein Buch ausfallen wird, wäre ein Nachfolgeband mit Ihren Erfahrungen durchaus denkbar.

Nutzen Sie die Möglichkeiten zum Erfahrungsaustausch.

Bleiben Sie gesund, wenn Sie Manuka-Honig lediglich vorbeugend zur Stabilisierung Ihres Immunsystems verwenden. Falls Sie ein akutes oder sogar chronisches Gesundheitsproblem mithilfe des Honigs in den Griff bekommen möchten, wünsche ich Ihnen viel Erfolg dabei und gute Besserung. Die in diesem Buch enthaltenen Informationen können Sie getrost dazu verwenden, Ihren Arzt davon zu überzeugen, es einmal mit der Anwendung von Manuka-Honig zu probieren. Auch wenn Ihr persönliches Krankheitsbild nicht ausdrücklich erwähnt wurde, so lassen sich doch in vielen Fällen Anregungen aus den übrigen Beschreibungen ableiten. Das Herstellen eines direkten Kontakts des Honigs mit dem Erreger bei Infektionen ist ein nahezu universell anwendbares Prinzip, unabhängig davon, um welchen Keim es sich handelt. Und Sie wissen ja, Probieren geht über Studieren.

Noch ein Wort zu den eigentlichen Produzenten des Honigs, den Bienen. Ohne diese fleißigen Nektarsammlerinnen gäbe es keinen Honig. Bienen verfügen zwar über eine Fülle natürlicher und selbst produzierter Mittel, die ihnen helfen, gesund zu bleiben, und die auch wir gerne für unsere Gesundheit nutzen, doch das weltweite Bienensterben hat in den letzten Jahren ganz bedrohliche Ausmaße angenommen. Unser Heimatplanet leidet unter einer Autoimmunerkrankung. Sieben Milliarden Zellen des Superorganismus Erde – wir Menschen machen es Mutter Erde weiß Gott nicht leicht. Statt es den unermüdlichen Bestäubern zu danken, dass sie durch ihre Arbeit bis zu 80 Prozent der Obst- und Gemüseernte, also die Grundlage unserer Ernährung, erst ermöglichen, lassen wir zu, dass man sie wie beliebig austauschbare Sklaven hält und ihnen ihre Lebensbasis vergiftet oder ganz wegnimmt.

Der Einsatz für den Schutz der Bienen sichert auch unser Überleben.

Den Bienen zu helfen, bedeutet in jedem Fall auch uns selbst zu helfen. Rettung der Bienen ist somit nichts, was wir einigen wenigen Aktivisten überlassen dürfen. Ohne Bienen wäre nicht nur die Natur und unser Speiseplan um vieles ärmer. Wir hätten auch keinen Manuka-Honig, keine anderen Honige und keine Propolis, die wir einsetzen könnten, nachdem die letzten Antibiotika versagt haben. Lassen Sie uns gemeinsam für ein gesundes, artgerechtes Leben dieser wundervollen Insekten kämpfen. Das ist alles andere als selbstloses Engagement für eine bedrohte Spezies. Gleichgültigkeit käme unserer Selbstzerstörung gleich.

Ihr Detlef Mix

Register

A
Abdulrhman, Mamdouh 68
Abszess 105, 130
Adams, Christopher J. 29
Aerobier 74
Akne 66, 130
aktiv 18, 27
Aktivitätsgrad 32, 56
alkalisch 70
Allergene 96
Allergie 65, 95, 130
Aloe Vera 65, 123
Amine 89
Amputation 47
Amyloidose 120
Anaerobier 74
Angiopoetin-2 143
antiallergisch 66
antibakteriell 18
antibakteriell, selektiv 78
Antibiose, selektive 133
Antibiotika 22
antibiotikaresistent 49
antibiotisch 22
antientzündlich 43
antiinflammatorisch 42
antimikrobiell 18, 22
antimikrobiell, selektiv 71
antimykotisch 18, 53, 67
antiödematös 64
antioxidativ 112
Antiseptika 60
Aphthen 130
Apoptose 126, 145
ARC 112
Artepillin C 112
Arthritis 127, 130
Aseptik 23
Asthma 131
Augen 68
Augenentzündung 131
Azetromycin 75

B
Baccharis dracunculifolia 112
Bakterien 25
Banks, Joseph 13
Bauchspeicheldrüsenentzündung 131
Beck, Bodog 77
Bein, offenes 87, 137
Bengsch, Eberhard 119
Beruhigungsmittel 16
Biene 16, 153
Bienen, Rettung der 153
Bifidobakterien 70
Bindehautentzündung 69, 131
Bioaktivstoff 121
Biofilm 73
biologisch 19
Blähungen 127
Blase 80
Blasenentzündung 131
Blutdruck 122
Blütenpollen 65, 116
Blutvergiftung 23
Borreliose 131
Bortezomid 122
Botulismus 47
Braunalge 51
Breitbandantibiotika 22, 73
Breitbandprobiotikum 22
Bronchitis 72, 132

C
Calendula 46
Candida albicans 81, 132
CAPE 112
Chemotherapeutika 75
Chemotherapie 42, 99
Cholesterinsenkung 127
Christie Hospital 42
Chronisch Obstruktive Lungenkrankheiten 103
Clostridien 47
Colitis ulcerosa 80, 132
Cook, Thomas 13
Cooper, Rose 42
COPD 103
Cornwall Animal Hospital 52
Couperose 132
Cumarin 127

D
Dampfbad 104
Dampfbäder 16
Darmbakterien 71
Darmentzündung 133
Darmfauna 71
Darmflora 70
Dekubitus 133
Demodex-Milbe 132
Depression 133
DHA 33
Diät, ketogene 125
Digestivum 112
Dihydroxyaceton 33
Dioxine 113

Divertikulitis	80, 133	fungizid	67	Harnweg	16
Divertikulose	133	Fuß, diabetischer	67	Harnwegsinfekte	134
Dr. Schacht	77	Fußpilz	134	Harry, Liz	49
Druckgeschwür	133	Fußsyndrom, diabetisches		Hauptwirkung	75
Dubna, Sona	115		45f., 133	Hausapotheke	100
Durchfall	133			Hauttransplantation	63
		G		Hefepilze	25, 50
E		gammabestrahlt	99	Heilung	24, 65
EGCG	121	Gammabestrahlung	47, 62	heilungsfördernd	53
Ekzem	133	Gastritis	134	Heilungsprozess	44
Ekzem, atopisches	133	Gefäßentzündung	138	Helicobacter pylori	
entgiftend	113	Gefäßneubildung	67, 89		37, 77, 135
Entzündung der		Gelée Royale	65, 117	Hemmstoffe	25
Schleimhäute	136	Gemüseernte	153	Henle, Thomas	29
Entzündungen	16	genetisch	49	Herpes genitalis	135
EpiGalloCatechinGallat		Genitalherpes	135	Herpes labialis	93, 135
	121	Gerstenkorn	69, 134	Herpes simplex,	135
Epithelzellen	59	Gesichtsrose	132	Herpes zoster	134f.
EPO	143	Gingivitis	106, 134	Herzkreislauferkrankung	
Erfahrungsberichte	84	Girke, Matthias	46		127
Erkältung	16	Gluconsäure Wasserstoff-		Heuschnupfen	135
Erstattung	44	peroxid	26	Histamin	66
Erythem	132	Glucose-Oxidase	26	HI-Virus	113
Erythropoetin	143	Glukose	25	HMF	30
Escherechia coli	79	Glyoxalase I	144	Homöostase	144
Evidenzlage	53	Glyoxalase I-Inhibitoren		Honigforschung	24
			145	Honig-Forum	84
F		Granulation	101	Honiginjektion	68
fakultativ pathogen	72	Granulationsgewebe	25	Hordeolum	68, 134f.
Fäulnisbakterien	78	Granulationsschicht	65	Hornhautentzündung	
FDA	51	Grippe	119, 134		69, 135
Fieber	16	Gürtelrose	134	Hospitalkeime	9, 40
Fischer, Martin H.	24			Husten	135
Flavonoid	121	**H**		Hydroxymethylfurfural	30
Flavonoide	111	H_2O_2	26	Hyperglykämie	143
Forster, Reinhold	13	Halsschmerzen	72, 134	Hyperkeratosen	46
Fruktose	25	Hämorrhoiden	134	hyperosmotisch	44

155

I

Immunsuppressiva	95
immunsupprimiert	95
Immunsystem	22
Infekt, grippaler	134
Inhalieren	104
Inhibine	25
Insektenstich	16

J

Jellybush-Honig	78
Juckreiz	124

K

Kaffeesäurephenylethylester	112
Kakariki	16
Kanuka	14
Karamellisierung	30
Karbolsäure	27
Karies	71, 135
Katalase	27, 61
Kauri	15
Kehlkopfentzündung	135
Keime, passagere	72
Keime, pathogene	62
Keime, pathologische	26
Keloid	44
Keratitis	69, 136
Klinik	8
Klinik Havelhöhe	45
Koch, Robert	23
Kochsalzlösung	58
Kollateralschaden	88
komplementär	45
Konjunktivitis	69, 136
Konsistenz	61
Kontaktallergen	65
Krankenkasse	44
krankmachend	43
Krebs	136
krebshemmend	112
Kuhmilch	66
Kunzea ericoides	14

L

Lagerung	32
Laktat	125
Laktobazillen	70, 115
Laryngitis	135f.
Läsion	59
Lebensmittelchemiker	43
Lebensmittelunverträglichkeit	65
Lebertran	61
Leeuwenhoek, Antony	24
Leptospermum ericoides	14
Leptospermum scoparium	12f.
Lippenherpes	93, 113, 135
Liquor	51
L-Mesitran	61
Luftabschluss	60
Lymphdrainage	89
Lymphflüssigkeit	25

M

Magen-Darm-Trakt	90
Magengeschwür	91, 135
Magenschleimhautentzündung	134
Maillard-Reaktion	30
Makrophagen	89
Mandelentzündung	136
Manley, Amanda	52
Manley-Harris, Merilyn	33
Manuka-Faktor, einzigartiger	8
Manuka-Honig	8
Manuka-Honig-Wundauflage	53
Manukaöl	31
Manukapflanze	13
Maori	12
Marshall, Barry	77
Maruta, Hiroshi	112
Mathews, Karol	53
Mavric, Elvira	29
Mazerationen	46
Medihoney	47
Medizin	23
Medizin, Anthroposophisch	44
Medizinprodukt	41
Melaleuca alternifolia	13
Metaanalyse	53
Metastasierung	121
Methylglyoxal	8, 28f.
Methylglyoxal-Stoffwechselwege	31
MGO	8, 29
Mikroben	22, 88
Mikrobiologe	43
Mikrolid-Antibiotika	75
Mikroorganismen	25
Milchsäure	89
Milchsäurebakterien	116
Milchsäuregärung	116
Mineralien	116
Molan, Peter	29
Morbus Crohn	80, 136

Register

MRSA		42	osmotisch		25	**Q**		
MSSA		48	Ottawa		48	Quantenphysik		147
Mukositis	42,	136				Quorum sensing		724
Multiallergiker		96	**P**					
Multitalent		89	Pankreatitis	131,	137	**R**		
Mundfäule		136	Paradigmenwechsel		147	Rachen		71
Mundhygiene		70	parasitär		73	Rachenentzündung		
Mundschleimhaut-			Parodontitis		137		16,	137
entzündung		137	Parodontose		137	Reflux		78
Mykosen		67	Pasteurisierung		24	Refluxösophagitis	92,	137
			Pasteur, Louis		24	Reinigung		45
N			peroxid		27	Reinigungseffekt		58
Nagelpilz		137	Persister		75	Resistenzbildung		50
Narben		44	Pharyngitis		137	Retinopathie,		
Nasen-Nasenneben-			Phenol		27	diabetische		143
höhlenentzündung		138	Phenollösung		27	Retroviren		113
Nasennebenhöhlen		71	Phlebitis		137	Rettung der Bienen		153
Nasennebenhöhlenent-			pH-Wert		28	Rewarewa		36
zündung, chronische		72	physiologisch		67	Rhinitis		138
National Health System		41	Pilzdiät		132	Rhinosinusitis	48, 73,	138
Nebenwirkung	37,	75	Pilze		23	Rifampicin		50
nebenwirkungsfrei		95	Pionierpflanze		15	Rollkur		80
Nervenendigungen		44	planktonisch		75	Rosazea		1320
Neurodermitis		137	Pollen		114	Rücken		16
Neuseeland		12	Pollenallergie		135			
Newton, Isaac		147	Pollinose		135	**S**		
NHS		41	Polyphenole		121	Santos, Kai	41,	99
nicht-peroxid		29	Postmes, Theo		61	Saprophyten		67
Niere		80	probiotisch		20	säurebildend		70
			Prophylaxemittel		119	Säurebildner		97
O			Propolis	65,	110	Säurebildung		26
Obsternte		153	Prostataentzündung		123	Säureblocker		97
Öl, ätherisch		16	Prostatitis		137	Säurehemmer		97
OP-Narbe		85	Protonen		125	Scheidenpilze		80
Opportunisten		67	Pseudomonas aeruginosa			Schleimhautentzündung		42
Osmolarität		25		48,	75	Schmerzen		37
Osmose		25	Psoriasis	66,	137	schmerzlindernd		58

157

Register

Schnupfen 138	Teebaumöl 13	Weizen 66
Schuppenflechte 66, 138	Tee, Grüner 119	Wirkstoffcocktail 28
Schwefelverbindung 89	Tohunga 16	Wirkung, systemische 81
Sebstheilungskräfte 86	Tonikum 112	Wunden 24, 57, 139
Sehkraft 122	Tonsillitis 138	Wundexsudat 26
Sekundärinfektion 66	TU Dresden 28	Wundinfektion 23
selektiv antibakteriell 78		Wundklima, feuchtes
selektiv antimikrobiell 71	**U**	25, 59
Semmelweis, Ignaz 23	Übelkeit 91	Wundmanagement 42
Sepsis 23	Ulcus cruris 138	Wundsekret 26
Simon, Arne 41, 99	Ulcus cruris ateriosum 137	Wundspülung 85
Sinusitis 138	Ulcus cruris venosum 137	Wundtoilette 25, 100
Sinusitis, chronische 76	Ulcus duodeni 135	
Speichel 26	Ulcus ventriculi 135	**Z**
Speiseröhre 71	UMF 8	Zago, Romano 124
Speiseröhrenentzündung	Unique Manuka Factor 8	Zahnfäule 135
138	Universität Cardiff 42	Zahnfleischentzündung 134
Spontanremission 87	University of Technology	Zahnpasta 71
Spurenelemente 116	49	Zahnschmelz 70
Staphylococcus aureus	Urogenitaltrakt 81	Zellatmung 122
48, 75	US Food and Drug	Zerm, Roland 46
Staphylokokken 69	Administration 51	Zimt 126
Stärkung des Immun-		Zwölffingerdarmgeschwür
systems 113	**V**	94, 135
Stimmungsaufheller 116	Varizen 134	
Stomatitis 137	Venenentzündung 138	
Stomatitis aphthosa 136	Verband 56	
Streptococcus faecalis 79	Verbrennungen 16, 62, 139	
Stress 29	Verdauung 16	
Sydney 48	Verdauungstrakt 56, 81	
Symbiose 88	Virchow, Rudolf 23	
Synergieeffekt 62, 125	Viren 23	
Synergien 75	Virusgrippe 134	
systemisch 65	Vitalisierungseffekt 127	
T	**W**	
Tampon 81	Waikato 29	

Adressen

Anschrift des Autors
Detlef Mix
Immeneich 33a, 79837 St. Blasien
Tel. 07755-2449903
kontakt@detlef-mix.de

Hier bekommen Sie aktive Manuka-Honige

Neuseelandhaus GmbH
Am Schlagbaum 10, 59192 Bergkamen
Tel. 02307-92430-0
www.neuseelandhaus.de
info@neuseelandhaus.de

Manuka-Honige, die nach der Methode des MGO-Entdeckers Professor Henle gemessen werden. (Professor Henle hatte die Honige für seine Forschungen seinerzeit anonym beim Neuseelandhaus gekauft.)

neuform –
Vereinigung deutscher **Reformhäuser** e. G.
Ernst-Litfaß-Str. 16, 19246 Zarrentin
Tel. 038851-51-0
Fax. 038851-51-299
Filialen in Ihrer Nähe
www.neuform.de • info@neuform.de

Überwiegend MGO-zertifiziert.

Comvita UK Ltd
First Floor, Copthall House
5 High Street
Maidenhead SL6 1JN, United Kingdom
Tel. +44 (0)1628-779460
Fax. +44 (0)1628-628487
www.comvita.de • info@comvita.co.uk

UMF-zertifiziert, Versand aus Großbritannien.

Steens Manuka Honig • **Manukaplace**
Benjamin Dietl
Walkmühlstraße 2, 65195 Wiesbaden
Tel. 06 11-135 98 27
Fax. 06 11-37 82 92
www.manukaplace.de
info@manukaplace.de

Manuka-Honige, die mit der Bezeichnung »Aktiv« ausgelobt werden. Die damit verbundenen Werte sind vermutlich mit den Werten nach der UMF-Klassifizierung vergleichbar (»Aktiv 5^+« bis »Aktiv 25^+«).

Apotheken
Überwiegend MGO-zertifiziert. (in der Regel nur auf Bestellung).

Schweiz

bienli.ch Bienenprodukte
Markus Andres
Alte Obfelderstrasse 68, CH-8910 Affoltern a. A.
Tel. +41 (0)44-7601585
Fax. +41 (0)44-7601586
www.bienli.ch • info@bienli.ch

Österreich

Manuka-Honig
Martin Konrad
Franckstrasse 32, A-8010 Graz
Tel. +43-(0)660-1170011
www.manuka-honig.biz
mk@manuka-honig.biz

Reformhäuser
(Angebot überwiegend wie in den deutschen Reformhäusern)

Über dieses Buch

Impressum

© 2014
360° medien gbr mettmann
Nachtigallenweg 1
40822 Mettmann

Alle Rechte vorbehalten. Nachdruck – auch auszugsweise – nur mit Genehmigung des Verlags.

Lektorat:
Christine Walter

Produktion:
Ioni Laibarös

Umschlag:
Ioni Laibarös
360° medien

Printed in Germany

ISBN 978-3-944921-05-1

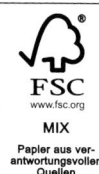

Über den Autor

Der Autor und Heilpraktiker Detlef Mix lebt und arbeitet in St. Blasien im Südschwarzwald. Seit vielen Jahren setzt er Honig und andere Bienenprodukte zu medizinischen Zwecken ein. Er ist Mitglied im Deutschen Apitherapie-Bund, einem Zusammenschluss von Ärzten, Heilpraktikern und Imkern, die sich zum Ziel gesetzt haben, der Bienenheilkunde den Platz in der Medizin einzuräumen, der ihr sowohl aus Tradition als auch aus einem dringenden neuzeitlichen Erfordernis heraus zusteht.

Bildnachweis

3268zauber, cc S.124; istockphoto.com S.38/39, 54/55, 57, 63, 82/83, 105, 145; Kahuroa, cc S.13; Manuka Health S.10/11, 14, 17, 29, 36, 140/141, 143, 150/151, Umschlag; Nicki, cc S.51; Reinhard Kuhfuß, Neuseelandhaus S.6/7, 19, 33; privat S.98, Umschlag; soultea.de/Andre Helbig S.121; Andreas Trepte, www.photo-natur.de S.108/109, 115; userAbalg, pd S.111 waugsberg, cc S.118; Wirths PR S.20/21, S.128/129, Umschlag. Cc: Creative Commons Share Alike; http://creativecommons.orgllicenseslby-sa/3.0/ · pd: public domain (gemeinfrei)

Haftungsausschluss und allgemeiner Hinweis

Die hier dargestellten Inhalte dienen ausschließlich der neutralen Information und allgemeinen Weiterbildung. Sie stellen keine Empfehlung oder Bewerbung der beschriebenen oder erwähnten diagnostischen Methoden, Behandlungen oder (Arznei-)Mittel dar. Der Text ersetzt keinesfalls die fachliche Beratung durch einen Arzt oder Apotheker, und er darf nicht als Grundlage zur eigenständigen Diagnose und Beginn, Änderung oder Beendigung einer Behandlung von Krankheiten verwendet werden. Konsultieren Sie bei gesundheitlichen Fragen oder Beschwerden immer den Arzt Ihres Vertrauens! Verlag und Autoren übernehmen keine Haftung für Unannehmlichkeiten oder Schäden, die sich aus der Anwendung der hier dargestellten Information ergeben. Verlag und Autoren übernehmen ebenfalls keine Haftung für den Inhalt dieses Buches, insbesondere im Hinblick auf Richtigkeit, Aktualität und Vollständigkeit. Die Geltendmachung von Ansprüchen jeglicher Art ist ausgeschlossen.